Hausrezepte der Naturheilkunde

Dr. Bernd Jürgens

HAUSREZEPTE
DER NATURHEILKUNDE

Überarbeitet von Dr. Jürg Reinhard

Eine Sammlung homöopathischer
und biologischer Heilmethoden

Hallwag Verlag Bern und Stuttgart

© 1982 Hallwag AG, Bern und Stuttgart
Überarbeitete, aktualisierte und neugestaltete
Ausgabe 1991

Umschlag: Jürg Reinhard
Gestaltung: Robert Buchmüller
Satz: Utesch Satztechnik GmbH, Hamburg
Druck: Hallwag AG, Bern
Bindung: Benziger, Einsiedeln
ISBN 3-444-10387-5

Hallwag

INHALT

7 ERKLÄRUNGEN

9 VORWORT

16 EINFÜHRUNG

19 TEIL 1
Krankheiten und Beschwerden mit Therapievorschlägen

157 TEIL 2
Rezepturen, Kuren, Methoden und Hinweise

195 TEIL 3
Teerezepte

217 TEIL 4
Fünf gesunderhaltende Nahrungs- und Heilmittel

239 NACHWORT

241 REGISTER

267 LITERATURNACHWEIS

ERKLÄRUNGEN

aa	zu gleichen Teilen (nur für den Apotheker wichtig)
Amp.	Ampulle
(B)	rezeptfreies biologisches Medikament
D 4, D 6 usw.	Potenz eines Medikaments
Dil.	verdünnte Flüssigkeit *(dilutio)*
Drg.	Dragée
D. S.	Gib und bezeichne *(da signa)*
(H)	rezeptfreies homöopathisches Medikament oder homöopathisch zubereitetes Komplexmittel
Inj.	Injektion
Liq.	Flüssigkeit *(liquidum)*
M. D. S.	Mische, gib und bezeichne *(misce, da, signa)*
M. f. spec.	Mische ein Teegemisch *(misce fiat species)*
5 Pack., 3 Fl., ¼ Jahr	Angaben zu Menge und Dauer einer Medikamenteneinnahme
J. Reinhard:	Unter diesem Stichwort stehen jeweils Ratschläge von Dr. med. Jürg Reinhard, die entweder für sich allein als einfachster Therapieversuch oder aber in Ergänzung der angeführten Mittel sinnvoll sind.
Rp.	Rezept
(Rpfl.)	rezeptpflichtiges Medikament
Tabl.	Tablette
Trpf.	Tropfen
Supp.	Suppositorium, Zäpfchen
∅	Urtinktur, Ausgangslösung einer homöopathischen Verdünnungsreihe

Der in Klammern gesetzte Name hinter einem Medikament ist der Name der Herstellerfirma.

Ein Viertel dessen,
was die Menschen essen,
für den Körper reicht.
Der Rest macht die Menschen krank,
die Geldbeutel schlank
und die Ärzte reich.

Alte ägyptische Weisheit

VORWORT

Hausrezepte gibt es viele, doch haben wir heutzutage das Vertrauen in sie verloren. Der moderne Patient bemüht sich um ein Verständnis des Heilungsprozesses, will wissen, was ein Heilmittel bewirkt, will überzeugt sein, warum in diesem oder jenem Fall gerade Naturheilmittel angebracht sind. Aber solche Einsicht in die Zusammenhänge sollte uns auf unserem heutigen Stand des Bewußtseins doch möglich sein – und mit ihr auch wieder ein Vertrauen in die Natur! Ich will diesen Gedanken anhand der naturärztlichen Asthma- und Heuschnupfentherapie erläutern.

Viele Kinder leiden unter Asthmaanfällen. Oft spielen eigenartigerweise Tiere, die diesen Kindern die liebsten sind, eine große Rolle: eine Katze, ein Meerschweinchen oder ein Vogel. Man trennt also die Kinder von den Tieren, weil diese die Asthmaanfälle ja mitverursachen. Was soll den Kleinen in ihrer Krankheit nun Trost spenden? Aber damit nicht genug! In unserer naturfernen Gesellschaft empfiehlt man auch gleich noch, den Kontakt mit jeglichen natürlichen Materialien zu meiden, die womöglich die Asthmaanfälle ebenfalls fördern. Also weg mit natürlichen Geweben, man ersetzt sie durch synthetische Stoffe. Weg mit dem Schaffell und seiner wolligen Wärme. Und womöglich sollten asthmatische Kinder auch gleich noch den Frühling meiden, ihn nicht mehr draußen in der freien Natur genießen. Denn blühende Wiesen und Bäume ertragen wir heutzutage immer schlechter (Allergien, Heuschnupfen). Es bricht mir das Herz, wenn jemand als therapeutische Maßnahme oder zur Vorbeugung gegen Heuschnupfen allen Ernstes den Ratschlag gibt, man solle sich am besten in eben beschriebener Weise in einer absolut synthetischen, künstlichen Welt abkapseln und jeden Kontakt mit der freien Natur meiden. Wenn ich meinerseits nicht jedes Jahr von neuem den Frühling miterleben dürfte, würde ich in einer sonnenlosen Depression versinken.

Beim Asthma kann der Mensch nicht mehr die – blühende – Natur bewältigen. Nein, es ist umgekehrt die Natur, die den Menschen überwältigt, und dieser Tatsache müßten wir Rechnung tragen. Wenn Pollen in der Luft sind und wir zu niesen beginnen, dann machen wir genau dasselbe wie die Natur auch: Wir versprühen unsere Säfte in den Wind wie die Blüten ihre Pollen. Diese – oder auch Katzenhaare – sind ja körperfremdes Eiweiß, und wenn solche lebendigen Fremdeiweiße uns überwältigen, ihr Eigenleben entwickeln und in unserem Körper aktiv werden, manifestieren sie auf ihre eigene Weise in und an unserem Körper den Frühling: in Form von auf der Haut aufbrechenden Ekzemen oder von Asthmaanfällen, im zweiten Fall sind die Schleimhäute beteiligt.

Wie geht nun ein Naturheilarzt bei der Therapie von Heuschnupfen und Asthmaanfällen vor? Er schaut sich nach Phänomenen und Prozessen um, wo die Natur sich mit ähnlichen Problemen herumschlägt, sei es, daß sie mit ihnen gut umzugehen weiß, oder daß sie zu ihnen in einer Polarität steht.

Wo also finden sich in der Natur Spezialisten im Umgang mit Pollen? Ganz klar: bei den Bienen! Sie sind auf Pollen nicht allergisch – oder haben Sie schon einmal eine Biene mit Heuschnupfen gesehen? Der Naturheilarzt beobachtet weiter: Sticht eine Biene einen Menschen, so schwillt bei diesem die verwundete Stelle an. Ekzeme blühen auf, und es kann zum Asthmaanfall und zum allergischen Schock kommen. Nun kann aber – vielleicht zu Ihrer Überraschung – genau dieses Gift der Biene, auf das jemand allergisch reagiert, diesen selben Jemand von seiner Bienenallergie heilen. Haben Sie auch schon einmal etwas vom homöopathischen Prinzip gehört? Gleiches heilt Gleiches, lautet es. Wenn Bienengift als Apis D 6 in hoher Verdünnung und dynamisiert – oder bei chronischen Fällen sogar in der Potenz D 30 – verabreicht wird, so kann dieses Homöopathikum die Bienenallergie heilen, ebenso die Pollenallergie.

Das homöopathische Prinzip ist das Natürlichste auf der Welt. Im weitesten Sinne besagt es: Wenn Sie krank sind, können Sie Heilung nur durch sich selber erwarten. Denn die Krankheit hat mit Ihnen zu tun, entweder direkt oder karmisch, die Heilung letztlich ebenso – allerdings kann der Faktor Zeit dabei ein Menschenleben überschreiten.

Die Biene ist spezialisiert darauf, Pollen zusammenzutragen, die Ameise darauf, Eiweiß wegzuräumen. Dreckige Ameisenstraßen gibt es sowenig wie asthmatische Bienen. Alle Räupchen, Pollen, Eiweißreste werden von den Ameisen weggeschafft und mittels

Ameisensäure aufgelöst. Diese ist das beste Reinigungsmittel bei organischen Ablagerungen. Im Grunde genommen sollten Sie das wissen: Wenn Sie das Klo putzen, verwenden Sie – Ameisensäure! Diese ist nur auf der Verpackung des Putzmittels nirgends als solche deklariert. Und was reinigt einen eiweißüberladenen Körper? Ameisensäure! Formica D 30, homöopathisch verdünnt. Wie bringen Sie allgemein Gelenks- und Gewebeablagerungen weg? Mit der Ameisensäure des Pflanzenbereichs, wie sie sich etwa in der Brennnessel findet, die Sie zum Beispiel über einem rheumatisch sklerotischen Schultergelenk einreiben.

Stecken Sie in einen Ameisenhaufen einen Knochen, so ist dieser binnen kurzer Zeit blitzblank. Ich bitte aber, sich dieses Experiment nur vorzustellen und keinen Ameisenhaufen auch tatsächlich zu stören und zu zerstören. Ameisenhaufen sollten im Gegenteil geschützt werden. Wenn Sie Ameisensäure in der eben beschriebenen Weise medizinisch verwenden, können Sie es den Ameisen gleichtun und damit Ihr Schultergelenk reinigen. Nun müssen Sie aber das Schultergelenk nicht in einen Ameisenhaufen stecken. Sondern irgendeinmal hat ein genialer Mensch die Spritze erfunden, und mit ihr kann die Ameisensäure in Form eines Homöopatikums dem Körper einverleibt werden, ein lebendiger Prozeß kommt in Gang und führt zur gewünschten Reinigung.

Die durch zu häufigen Gebrauch von Antibiotika verdickten und zäh gewordenen Schleimhäute der Lungen werden geheilt, wenn Sie zunächst drei Tage lang und dreimal täglich mit vulkanischem Schwefel, Sulfur D 6, sozusagen den zähen Brei aufkochen, die Ablagerungen so mobilisieren und sie dann ein bis zwei Wochen lang mit Ameisensäure, Formica D 30, morgens als homöopathische Kügelchen oder in Spritzenform verabreicht, auflösen.

Mit Mercurius D 12 (zweimal täglich) und geeigneten Tees werden die Ausscheidungen der Lunge und der Ausscheidungsorgane allgemein angeregt. Bestens als Tee eignen sich Heilkräuter, die in diesem Buch angegeben sind. Wiederum gilt es, die Natur zu beobachten: Thymian zum Beispiel, ein Lungenheilkraut, findet sich draußen in der freien Natur immer in Gesellschaft von Ameisen und verbrennt wie diese Keime und Ablagerungen – dank seiner ätherischen Öle und über die Stimulierung des Wärmeorganismus. Heilkräuter, die wie Wegerich, Huflattich oder Lungenkraut mit feinen Härchen versehen sind, haben eine besondere Beziehung zu den Lungenschleimhäuten mit ihren Flimmerhärchen und zum Schleimhautstoffwechsel. Einen solchen stellen sie in der freien Natur ja selber dar! Meerrettich bringt zur «schleimaufkochenden» und antibakteriellen Wirkung senfhaltige ätherische Öle in die Atmungsschleimhäute des Kopfes und in die Nebenhöhlen. Mit Fenchel werden Blähungen in der Lunge und im Magen-Darm-Bereich angegangen. (Letztere sind eine Asthmatendenz, die in den Magen-Darm-Bereich übergreift.) Doldenblüten organisieren sowohl in der freien Natur draußen als auch als Heilmittel im Körper des Menschen den Luftorganismus durch. Die doldenartigen Blüten des Fenchels sind verästelt wie die menschliche Lunge. Wachholderbeeren entsprechen den Glomeruli (Gefäßknäuel) der Nieren, sie regen die Glomeruli auch tatsächlich zur Ausscheidung an und beeinflussen den Nierenstoffwechsel. Mit Wachholderbeerentee wird die Ausscheidung zusätzlich gefördert, und wenn man ihn heiß mit Honig, einem Sonnenprodukt, gesüßt einnimmt, so wird zur Überwindung der Krankheit auch noch der Wärmeorganismus angeregt.

Die Natur außerhalb des menschlichen Körpers hat in diesem ihre genaue Entsprechung. Das läßt sich an zahlreichen Beispielen immer wieder aufzeigen. In der Zwiebel haben wir eine von Schwefel durchdrungene natürliche Schleimhaut. Mit einer Zwiebelkur, wie sie in diesem Buch beschrieben ist, können wir weiter zur Besserung unseres Krankheitszustandes beitragen. Hyperallergische Reaktionen werden mit Kalk gelöscht. Wir verwenden zu unseren medizinischen Zwecken den aktiv antiallergisch wirkenden Kalk der Eichenrinde als Quercus D 2, wovon wir morgens nüchtern zehn Tropfen einnehmen.

Der knorrige Schlehdornstrauch, der seine seitlichen Zweige zu Dornen verengt hat, wirkt krampflösend wie übrigens in der Homöopathie viele andere dornigen Sträucher. In der Form von Prunus Spinosa D 2, mittags vor dem Essen zehn Tropfen, wirkt Schlehdorn zusammen mit zehn Tropfen Veronika abends vor dem Schlafengehen auch für unseren allergischen oder asthmatischen Patienten heilend. Ein Husten- und Schlafmittel ist auch der Tee der schleimigen, dämmrig blauen Malve. Nehmen Sie die Kombination dieser drei Mittel über die Dauer von ein bis drei Monaten ein, um Ihr seelenzerreißendes Leiden zu kurieren. Einem durch Katzen- und Tierhaare oder Pollen ausgelösten akuten Anfall begegnen Sie indes am besten, indem Sie sich mit einem Zerstäuber leicht verdünnten Zitronensaft in Mund und Nase sprayen. Dosierung und Verdünnung müßten individuell bestimmt werden. In der Natur ist eine Lederschalenfrucht wie die Zitrone das polare Gegenstück zu den Windstäubern, die Ihre Pollenallergie verursachen: Bei der Zitrone nämlich sind die Samen in eine Lederschale eingekapselt, bei der Hasel- oder Birkenzottel aber zum Beispiel sind sie dem Wind ausgesetzt. Durch Windstäuber ausgelöste Allergien werden also auch kuriert, wenn man nach dem Prinzip der Polarität vorgeht und zu Mitteln greift, die botanisch gesehen den Windstäubern polar entgegengesetzt sind. Zu einem Pol ein Gegenstück fügen heißt Ausgewogenheit und Mitte finden. Ein in Apotheken – als Spray, Ampullen oder Augentropfen – erhältliches Heilmittel dieser Art ist Gencydo (Weleda). Wenn bei Heuschupfen Ihr Wasserorganismus überquillt oder bei allergischer Konjunktivitis Ihnen Tränen kommen, so ist außerdem die Verwendung von Quitte angezeigt. Diese Frucht beherrscht den Wasserhaushalt. Beißen Sie in eine Quitte, und Ihr Mund ist im Nu ausgetrocknet. Die Quitte ist in Gencydo übrigens auch schon enthalten.

Sie können auch selber ein Heilmittel zubereiten, um Ihren Allergien wirksam zu begegnen: Riechen Sie an allen möglichen Blüten und sammeln Sie diejenigen, bei denen Sie niesen müssen. Legen Sie diese in Grappa ein und verarbeiten Sie sie so selber zu einem Homöopathikum. Gegebenenfalls wird Ihnen auch Ihr Apotheker oder Naturheilarzt dabei behilflich sein. Auch gegen Tierhaare und Hausstaub können Sie so vorgehen.

Auch einen weiteren Zusammenhang können Sie sich überlegen, wenn Sie sich fragen: Was ist eigentlich eine Pollenallergie? Und was wird denn überhaupt beim Kind durch ein flauschiges Lammfell bewirkt? Worum geht es denn eigentlich? Richtig – um Zärtlichkeit geht es! Und bei der Pollenallergie geht es um Samen. Die Schulmedizin kennt ein Feuerwehrmittel, das alle Allergien sofort stoppt, alles verwässert und blockiert. Es ist ein Nebennierenhormon und heißt Kortison. Die Nieren und im weiteren Sinne das Urogenitalsystem, zu dem auch die Geschlechtsorgane gehören, sind ein Venusorgan. Beim Asthma steuert das Nierensystem die ganze Atmung mit. Das Nierensystem faßt im menschlichen Körper genau die Stoffwechselsituationen zusammen, die in der Natur im Bereich der Befruchtung gegeben sind. Bei Tieren spielt auch Zärtlichkeit mit, beim Menschen Liebe.

Asthma ist – Sie lesen richtig – nicht primär eine Lungen-, sondern eine Nierenkrankheit, die sich an den Lungen abwickelt. Auch die Schulmedizin verabreicht lauter nierenaktive Mittel, aber leider ist sie sich nicht bewußt, daß primär die Nieren krank sind, nicht die Lungen. Ein Asthmapatient gehört zum Nierenspezialisten. Wollen Sie aber zum vornehrein das Risiko vermeiden, Antibiotika und Kortisone zu erhalten, dann gehen Sie am besten gleich zum Naturuniversalisten. Er ist Spezialist darin, Zusammenhänge zu sehen, und wird Ihnen das richtige Organ behandeln.

Die Nieren werden abends, mit Vorteil auch morgens, mit einer Kupfersalbe kreisend vierzigmal massiert. Kupfer ist das Venusmetall. Machen Ihnen auch Nase und Augen Probleme, so streichen Sie – ebenfalls vierzigmal – von der Nasenspitze zur Stirn hin über den Nasenrücken. Zur Nierentherapie gehört auch Equisetum D 6. Man nimmt es während eines Monats dreimal täglich ein. Ebenso sollte im darauffolgenden Monat atmungsregulierende Holzkohle, wie sie zum Beispiel in Carbo Vegetabilis D 6 verarbeitet ist, zur Anwendung kommen. Auch ergänzende äußerliche Therapien (Auflegen von heißen Heublumensäcken über den Nieren, Nierenschröpfen, Baunscheidtieren usw.) sind sinnvoll und unterstützen den Heilungsprozeß wirksam. Sie machen den Patienten zudem unabhängig von den Heilmitteln der Schulmedizin – besonders sei dies auch für sonst therapieresistente Fälle vermerkt. Durch Schröpfen wird das mit den Allergenen durchsetzte Blut in die Unterhaut gezogen, wo das Immunsystem liegt, welches so aktiviert wird. Schröpfen kommt einer subtilen Impfung gleich, nur daß nichts Fremdes eingeimpft, sondern im Gegenteil dasselbe Eiweiß «geimpft» wird, welches auch die Erkrankung bewirkt hat (moderiertes homöopathisches Prinzip). Auch Eigenblutinjektionen tragen zur Heilung bei.

Wie Sie sehen, gibt es vielfältige Möglichkeiten, ein Leiden mit Naturheilmitteln und -methoden anzugehen. Angesichts dieser Vielfalt gilt es, den Einstieg in eine Therapie zu finden und das Wesentliche vom Unwesentlichen zu unterscheiden. Bei der Überarbeitung des ersten Teils des vorliegenden Buches habe ich mich zu diesem Zweck bemüht, möglichst überall ein einzelnes Mittel anzufügen, das mit großer Sicherheit Gesundung bewirkt. Es ist Ihnen somit möglich, mit einem einzigen Mittel Ihre Therapie einzuleiten, und oft reicht dieses bereits. Natürlich müßten auch einfache Ernährungsgrundsätze eingehalten werden, wie sie im Buch «Unerhörtes aus der Medizin» von Adolf Baumann und mir (Hallwag-Verlag) aufgeführt sind. Eine Asthmabehandlung, bei der man nicht darauf achtet, daß am Abend kein Eiweiß und am Morgen kein Zucker, keine Konfitüre und kein Honig eingenommen wird, muß fehlschlagen. Denn Sie müßten sich daran erinnern, daß Asthma und Pollenallergien Eiweißprobleme sind. Essen Sie abends ein Fondue, eine Käse- oder Schinkenplatte, dann provoziert das bestimmt am nächsten Tag einen Anfall. Was das Frühstück anbelangt, so seien Sie sich bewußt, daß am Morgen die Nebenniere aktiv ist. Nehmen Sie dann aber Süßes zu sich, so aktivieren Sie die Bauchspeicheldrüse, den Gegenspieler zur Nebenniere. Sie bewirken damit, daß die Nebenniere doppelt soviel arbeiten muß als nötig und sich bald erschöpft.

Sämtliche altbewährten Hausrezepte und alle Naturheilmittel ließen sich in ähnlicher Weise begründen, wie das hier mit einigen geschehen ist. Zusammen mit praktisch erfahrenen und in Wirklichkeit erlebten positiven Heilungserfahrungen dürften diese Theorien unser Vertrauen in die Natur wieder wachsen lassen.

Die Natur gehört allen. Sie ist bloß beinahe in Vergessenheit geraten. Warum? Weil sie keine Firma ist und keine Vertreter in die Hochkonjunktur entsenden konnte. Die Natur gibt uns Geschenke, und auch die Gedanken über sie sind zum Glück nicht materieller Art und daher jedermann zugänglich. Bald werden sich wieder viele Menschen bewußt und mit viel Liebe den heilenden Kräften der Blumen und Tiere zuwenden.

EINFÜHRUNG

Dieses Buch richtet sich an Sie, lieber Leser, an den Laien, an den Kranken und nicht an den Arzt. Es ist ein Nachschlagewerk für alle jene Krankheitsfälle, in denen Sie nach schneller Hilfe suchen oder ohne Arzt auskommen können. Es enthält Ratschläge, die Ihnen bei richtiger Anwendung die Möglichkeit geben, Erkrankungen besser zu überwinden und das Heilungsbestreben des Körpers sinn- und wirkungsvoll zu unterstützen. Die Rezepte entstammen altbewährten und zuverlässigen Naturheilmethoden.

Mit den Rezepturen homöopathischer oder anderer natürlicher Heilmittel, die rezeptfrei in allen homöopathischen Apotheken erhältlich sind, können Sie sich in den angegebenen Fällen immer erst einmal allein helfen, ohne irgendwelche unangenehmen Nebenwirkungen befürchten zu müssen. Allopathische Medikamente wurden nur aufgeführt, wo es in der Wahl der Mittel keine Alternative gab.

Die medizinischen Fachausdrücke und die lateinischen Namen hinter den gebräuchlichen deutschen Bezeichnungen helfen Ihnen, Verwechslungen zu vermeiden.

Halten Erkrankungen länger an, besteht hohes Fieber oder großer Schmerz, ist Ihnen die Ursache einer Krankheit unklar oder haben Sie mit den hier angegebenen Erstmaßnahmen keine Besserung oder Linderung erzielen können, müssen Sie einen Arzt oder Heilpraktiker zu Rate ziehen. Nur er ist in der Lage, die richtige Diagnose zu stellen und zu beurteilen, ob Sie sich oder Ihre Angehörigen weiterhin selbst behandeln können. In jedem Fall aber können Sie diese Heilmethoden als Begleittherapie unbedenklich beibehalten. Da sie naturgemäß sind, können sie immer angewendet werden und schaden trotz anderer Medikation nicht. Andererseits möchte ich Sie bitten, kritisch zu sein, wenn Ihnen ein Arzt von diesen Rezepturen abraten will. Nicht jeder Mediziner und Heilpraktiker kennt diese Rezepte oder sieht es gern, wenn Sie etwas von Naturheilmethoden verstehen und sich selbst behandeln. Aus meiner eigenen praktischen Tätigkeit und aus Patientenberichten weiß ich, daß hie und da ein Behandler das geschäftliche Interesse vor das Wohl des Patienten stellt.

Die *Hausrezepte der Naturheilkunde* basieren auf den Erfahrungen, die ich in einer umfangreichen Praxis gesammelt habe, und stützen sich auf die Kenntnisse namhafter Naturheilkundiger. Viele Rezepturen habe ich selbst mit größtem Erfolg empfohlen und angewendet.

Wenn ich Ihnen nun diese Rezepte weitergebe, dann deshalb, um Ihnen Wege zur Erhaltung oder Wiederherstellung Ihres wertvollsten Gutes – der Gesundheit – aufzuzeigen und um zu verhindern, daß diese bewährten Natur- und Volksheilmethoden gänzlich in Vergessenheit geraten. Nicht zuletzt werden Ihnen damit auch Mittel und Möglichkeiten geboten, die frei von chemischen oder giftigen Stoffen jederzeit für Sie, Ihre Familie und selbst für den kleinsten Säugling brauchbar sind. Beachten Sie aber bitte, daß sich bei unsachgemäßer Anwendung der gewünschte Erfolg nicht einstellen wird. Nehmen Sie, falls Sie Tee- oder Arzneimittelrezepte vom Apotheker herstellen lassen, dieses Buch mit in die Apotheke, um Irrtümer zu vermeiden. Homöopathische Mittel und Tees benötigen eine gewisse Anlaufzeit und können gelegentlich Reaktionen (Erstverschlimmerungen) hervorrufen. Dies ist aber kein Grund, die Kur abzubrechen. Bei der Einnahme der Mittel richten Sie sich nach den Angaben in diesem Buch und nicht nach den Fabrikpackungen. Alle Präparate (ausgenommen die extra bezeichneten) sollten auch nach Abklingen der Beschwerden noch mindestens 3 bis 6 Wochen lang weiter eingenommen werden.

Um Ihnen im Krankheitsfall die Benützung dieses Buches zu erleichtern, ist der Text in vier alphabetisch geordnete Teile gegliedert. Im ersten Teil werden Krankheiten und Beschwerden behandelt. Im zweiten Teil finden sich Rezepturen, Kuren und Methoden, die nicht im Hauptteil angegeben sind. Der dritte Teil enthält Anweisungen für die richtige Zubereitung und Anwendung von Tee sowie verschiedene Teerezepte. Im vierten Teil wird über fünf Nahrungsheilmittel berichtet, die für die Gesunderhaltung und Heilung besonders wichtig und wertvoll sind.

Der Verfasser

TEIL 1
KRANKHEITEN UND BESCHWERDEN MIT THERAPIEVORSCHLÄGEN

A

Abmagerung

Bei Abmagerung, Schwäche und Hinfälligkeit, unter Umständen verbunden mit Angst bis zur Todesfurcht, hat sich das homöopathische Mittel

(H) **Arsenicum album D 6, Dil.** (DHU)

sehr gut bewährt. Man nimmt davon 2mal täglich, morgens und abends, 10 Tropfen auf die Zunge, hält das Medikament lange im Munde und verreibt es mit der Zunge an der Mundschleimhaut. Gleichezeitig ist die unter → Altersschwäche angeführte Rezeptur einzunehmen.

Zur schnelleren Gewichtszunahme kann man zusätzlich 20 süße Mandeln täglich, über den Tag verteilt, gut zerkaut essen. Auch naturreine, schwarze Melasse als Brotaufstrich bewährt sich gut.

Ist die Erschöpfung dominierend, empfiehlt sich außerdem die → Honigkur (siehe Teil 2).

Siehe auch unter → Altersschwäche.

Abszess

Eine Sauerteigauflage aus ungebleichtem Weizenmehl weicht das Geschwür auf, dringt in das Gewebe ein und zieht den Eiter aus.

Ist der Abszeß stark gerötet und sehr heiß, legt man besser den folgenden Brei auf: Man mischt ungebleichtes Weizenmehl mit Wasser zu einer dünnflüssigen Masse und kocht sie auf. Danach rührt man ½ Raumteil guten Honig ein und legt diesen Brei so warm als möglich auf den Abszeß.

Eitrige Geschwüre lassen sich auch sehr gut mit homöopathischen Mitteln behandeln. Benötigt werden

(H) **Hepar sulfuris D 4, Tabl.** (DHU) und
(H) **Myristica sebifera D 2, Tabl.** (DHU),

wovon in der ersten Stunde alle 15 Minuten und in der zweiten Stunde alle 30 Minuten jeweils 1 Tablette von jedem Mittel gleich-

A

zeitig gelutscht werden. Danach nur noch 3mal täglich je 1 Tablette. Beide Mittel sind stark entzündungshemmend und bringen akute wie subakute Eiterungen schnell zur Einschmelzung.

Möchte man statt dessen das Geschwür noch vor der Eiterung verteilen, so hilft

(H) **Hepar sulfuris, D 12, Tabl.** (DHU).

Davon nimmt man am ersten Tag morgens und abends, dann täglich 1 Tablette. Auch hierbei wird das Mittel gelutscht und lange im Munde behalten.

Eine andere sehr wirksame Methode ist die Behandlung mit Eisenkraut, die auch noch nach der Öffnung des Geschwürs schnell Heilung bringt.

Aus der Apotheke besorgt man sich das gestoßene **Eisenkraut (Herba Verbenae)** und füllt es in einen entsprechend großen oder kleinen Mullbeutel, kocht es kurz ab, drückt zwischen Topfdeckeln das Wasser leicht aus, bedeckt die erkrankte Stelle mit einem Stück dünnem Leinen und legt den inzwischen etwas abgekühlten Kräuterbeutel darauf.

Das Kraut nie direkt auf die Haut legen, sondern die eiternde Stelle vorher immer mit etwas Leinen abdecken! Den Kräuterbeutel fixiert man mit einer Mullbinde und erneuert ihn, sobald er zu trocknen beginnt.

Auch *chronisch eiternde Wunden, Brustdrüsen- und Schweißdrüsenabszesse, Karbunkel und Nagelbettvereiterungen lassen sich mit dieser Methode erfolgreich behandeln.*

Siehe auch unter → EITERUNGEN.

AKNE

Obwohl es bei der Akne verschiedene Ursachen und Erscheinungsformen gibt, sollte man einen Versuch machen mit

(H) **Psorinoheel, Liq.** (Heel),

um 8 Uhr und um 16 Uhr je 10 Tropfen.

A

(H) **Cruroheel-Tabl.** (Heel),
um 10 Uhr und um 18 Uhr je 1 Tablette.

(H) **Arsuraneel-Tabl.** (Heel),
um 12 Uhr und um 20 Uhr je 1 Tablette.

Die Tabletten werden gelutscht. Es darf 20 Minuten vor der Einnahme und 20 Minuten danach weder etwas gegessen noch etwas getrunken werden. Die Behandlung muß mindestens während 2 bis 3 Monaten durchgeführt werden.

/. *Reiland*: **Chelidonium- oder Mercurialis perennis-Salbe** (Weleda) **und Löwenzahntee.**

Eine weitere erprobte Kur schreibt vor, daß täglich 1 Liter **Brennesseltee** (möglichst aus frischen Pflanzen) in Schlucken, über den Tag verteilt, getrunken werden soll. Der Tee wird in einer Thermosflasche warm gehalten.

Zur äußerlichen Anwendung eignet sich **Krenessig.** Man wäscht reichlich Kren (Meerrettich), trocknet ihn ab und reibt ihn fein, und zwar so viel, daß man eine Literflasche damit zu ¾ füllen kann. Dann gießt man die Flasche mit naturreinem **Apfelessig** (Reformhaus) voll, verschließt sie und stellt sie an einen warmen Platz. Nach 10 Tagen gießt man den Krenessig über ein feines Sieb ab. Nun wird das Gesicht oder nur die von Akne befallene Hautpartie reichlich mit warmem Wasser angefeuchtet, um die Haut aufzuweichen, und anschließend mit dem Krenessig mehrfach betupft. Nach 15 Minuten macht man mit warmem Wasser ein Gesichtsbad von etwa 3 Minuten und spült die Haut danach mit kaltem Wasser ab.

Scharfe Gewürze und stark gesalzene Speisen sind zu meiden. Siehe auch unter → Hautleiden.

A

ALKOHOLISMUS

Alkoholismus bekämpft man erfolgreich mit großen Mengen Honig. Innerhalb einer Zeitspanne von 3mal 20 Minuten nimmt man 3mal je 6 gehäufte Teelöffel Honig. Während 2 Tagen wiederholt man diese Einnahme alle 3 Stunden. Gleichzeitig schluckt man folgende vom Apotheker hergestellte homöopathische Mischung:

> Rp.
> Acid. sulf. D 6, Dil.
> Jodum D 6, Dil.
> Nux vom. D 4, Dil.
> Sulfur D 6, Dil.
> Aurum met. D 8, Dil.   aa 10,0

M. D. S.: 2mal täglich, vormittags und nachmittags, je 10 Tropfen auf die Zunge geben und die Flüssigkeit lange im Munde behalten.

Man beginnt mit der Einnahme dieser Tropfen schon 1 Woche vor Beginn der Honigbehandlung und benötigt insgesamt 2 Flaschen.

ALPDRÜCKEN

Trinkt man des Abends Holundersaft oder Holunderwein, so wird man sicher nachts nicht durch Alpdrücken geplagt. Auch die Schlaflosigkeit wird damit beseitigt.
 Siehe auch unter → TRÄUME.

/. *Reilad*: **Strammonium D 6**

ALTERSFLECKEN

Siehe unter → HAUTPIGMENTE.

A

Altersjucken

Dieses Jucken tritt nur im Alter auf, vor allem nachts, so daß der Schlaf empfindlich gestört werden kann. Es wäre nun falsch, deswegen Schlafmittel zu nehmen, da die darin enthaltenen Barbiturate ebenfalls Juckreiz hervorrufen.

Das Altersjucken kann viele Ursachen haben (Stoffwechselstörungen, Gicht, Erkrankungen der Leber, der Nieren, des Magen-Darm-Traktes, Zuckerkrankheit usw.), weshalb auch die Therapie vielseitig sein muß. Vor allem sollte der Darm täglich entleert werden. Man wendet dazu, wenn nötig, biologische Mittel an (siehe unter → Abführmittel in Teil 2). Auch die Nierenfunktion und die Entgiftung über die Nieren ist anzuregen. Zu diesem Zweck trinkt man 3mal täglich 1 Tasse

Blasen-Nieren-Tee Uroflux vegetabile
(Nattermann).

Weiterhin ist eine Kostumstellung auf Obst und Gemüse in jeder Form und auf Vollkornbrot notwendig. Dazu trinkt man täglich morgens und abends je 1 Tasse

Haut- und Blutreinigungstee (Infirmarius-Rovit).

Überhaupt ist es wichtig, dem Körper reichlich Flüssigkeit zuzuführen, um ihm die Möglichkeit zu geben, die ständig anfallenden Stoffwechselgifte auszuspülen. Kalte Ganzwaschungen am Morgen, Trockenbürsten am Abend sowie schwache Sonnenbäder sind ebenfalls wichtig für die Körper- und Gesundheitspflege. An Medikamenten nimmt man

(H) **Dolichos-Plantaplex-Tabl.** (Steigerwald),

von denen man 3mal täglich, ½ Stunde vor dem Essen, 1 Tablette lutscht, und das folgende Gemisch, vom Apotheker anzufertigen:

Rp.
(H) **Croton D 6, Dil.**
(H) **Dolichos D 3, Dil.**

A

(H) Staphisagria D 6, Dil.
(H) Sulfur D 6, Dil.
(H) Urtica D 4, Dil. $\overline{aa}$ 10,0

M. D. S.: Morgens und abends, 1 Stunde nach dem Essen, je 10 Tropfen auf die Zunge geben und lange im Munde behalten.

Auch **Ehrenpreistee (Herba Veronicae)** wirkt rasch: Davon werden täglich 3 bis 4 Tassen, über den ganzen Tag verteilt, schluckweise getrunken. Pro Tasse 1 gehäuften Teelöffel des Krauts mit kochendem Wasser überbrühen und nach 5 Minuten abgießen. Siehe auch unter → HAUTJUCKEN.

/. *Reiland*: Chelidonium D 6

ALTERSSCHWÄCHE

Altersschwäche läßt sich gut mit dem **Samen** vom **Bockshornklee (Semen Foeni graeci)** beheben. Man mischt

2 Teelöffel gehäuft voll Samenpulver mit
1 Teelöffel Butter und
1 Teelöffel Honig

und nimmt diese Menge 1mal am Vormittag, 1mal am Nachmittag und 1mal kurz vor dem Schlafengehen ein. Diese Behandlung wird ergänzt durch das Medikament

(H) **China-Homaccord, Liq.** (Heel),

von dem man 3mal täglich, ½ Stunde nach dem Essen, 10 Tropfen auf die Zunge gibt und sie lange im Munde behält.

Dieses Rezept hilft auch bei → ABMAGERUNG, *chronischer Magerkeit* und bei *Krebskachexie*.

/. *Reiland*: Ferrum arsenicosum D 6

A

Angina

Siehe unter → Hals-, Rachen-, Kehlkopfkatarrh.

Appetitlosigkeit

Der Appetit kommt wieder, wenn man

(H) **Abrotanum D 1, Dil.** (DHU)

nimmt, und zwar 3mal täglich, ½ Stunde vor dem Essen, 10 Tropfen auf die Zunge. Diese Therapie spricht bei Kindern außergewöhnlich gut an, besonders dann, wenn sie schwach und abgemagert sind.

Liegt der Appetitlosigkeit eine ungenügende Säfteproduktion des Magens zugrunde, benötigt man zusätzlich, etwa 5 Minuten vor dem Essen, 3mal am Tag 20 Tropfen

(B) **Ventrimarin, Liq.** (Steigerwald)

mit wenig Wasser.

Die Appetitlosigkeit läßt sich aber auch mit Knoblauch beheben, indem man täglich 1 frische Zehe zerkleinert unter die bereits tellerfertigen Speisen mischt oder 3mal täglich 6 Tropfen → Knoblauchsaft (siehe Teil 2) vor den Mahlzeiten einnimmt.

Auch → Wermuttinktur regt den Appetit an (siehe Teil 2).

/. *Reiland*: Einen Tag lang fasten

Arterienverkalkung

Die Arteriosklerose läßt sich leichter verhindern als behandeln. Es genügt zum Beispiel schon der tägliche Genuß von rohem **Knoblauch**, um eine Verkalkung zu verhüten. Damit verbessert man gleichzeitig auch die Durchblutung.

Je 1 **roher Apfel** am Vormittag und am Nachmittag schützt ebenfalls vor Arteriosklerose. Auch rohes Sauerkraut wirkt. Aller-

A

dings muß man davon täglich 1 Pfund, über den Tag verteilt, essen und öfters eine Kur von 6 Wochen machen.

Bei bereits vorhandener Arterienverkalkung hilft folgende Therapie:

(B) **Wobenzym-Drg.** (Mucos GmbH),
3mal täglich 2 Dragées unzerkaut 1 Stunde vor den Hauptmahlzeiten einnehmen.

(H) **Barijodeel-Tabl.** (Heel),
morgens und abends, ½ Stunde vor dem Essen, 1 Tablette lutschen.

(B) **Magnesium-Orotat-Tabl.** (Richter),
mittags und abends je 1 Tablette unzerkaut während des Essens schlucken.

(B) **Lipostabil-flüssig** (Nattermann),
3mal täglich ½ Meßbecher unverdünnt nach dem Essen trinken.

(B) **Aescorin-Liq.** (Steigerwald),
3mal täglich 25 Tropfen in etwas Wasser, *1 Stunde nach dem Essen* (nicht wie auf der Packung angegeben), zu sich nehmen.

Zur Kur gehört auch der Verzicht auf Alkohol und Nikotin, auf alles Zuckerhaltige sowie auf alles vom Schwein Zubereitete. Der tägliche Genuß von roher Zwiebel und rohem Knoblauch ist ebenso notwendig wie reichlich rohe Äpfel und frisches Gemüse.

Zu Beginn der Behandlung sollte eine → WEIZENSCHLEIMKUR (siehe Teil 2) gemacht werden. Ein altes Hausmittel gegen Arterienverkalkung bereitet man aus **Faulbaumrinde (Cortex Frangulae)** zu, die man in naturreinem Apfelmost 1mal kurz aufkocht, den Tee sofort abgießt und schluckweise trinkt. 10 Gramm Rinde für ½ Liter Saft ergeben die Tagesdosis.

Siehe auch das Teerezept unter → ARTERIENVERKALKUNG in Teil 3 und unter → KNOBLAUCHSAFT in Teil 2.

1. Reiland: **Scleron** (Weleda)

A

Arthritis

Wer schon längere Zeit unter dieser Erkrankung eines oder mehrerer Gelenke leidet, hat gewiß reichlich «medizinische Erfahrungen» gesammelt und weiß, daß die Heilung nicht ganz so einfach ist. Dennoch kann sich der Kranke auch hierbei selbst recht gut helfen und sogar die Krankheit zur Ausheilung bringen. Dafür ist allerdings eine vielseitige Kur, die gewissenhaft und geduldig, auch nach Beschwerdefreiheit, durchgeführt wird, vonnöten.

Voraussetzung für eine erfolgreiche Behandlung ist der völlige Verzicht auf Zucker und alles, was damit oder daraus hergestellt wird. Honig und Süßstoff sind erlaubt.

Therapie:

Zinnkraut (Herba Equiseti):
1 gehäuften Teelöffel pro Tasse aufgießen und 1mal kurz aufkochen lassen; am Morgen nüchtern, etwa 40 bis 45 Minuten vor dem Frühstück, langsam und schluckweise trinken.

(H) **Colchicum-Plantaplex-Tabl.** (Steigerwald),
3mal täglich, etwa ½ Stunde vor den Mahlzeiten, 1 Tablette lutschen.

(H) **Rhus-tox.-Plantaplex-Tabl.** (Steigerwald),
3mal täglich, etwa 1 Stunde nach den Mahlzeiten, 1 Tablette lutschen.

Rheuma-Gicht-Tee (Infirmarius-Rovit),
3mal täglich 1 Tasse aufgießen und, über den Tag verteilt, schluckweise trinken.

Apfelessig (Reformhaus),
6 Teelöffel Apfelessig in 1 Glas abgekochtes, bereits abgekühltes Wasser geben und 2 Teelöffel Honig einrühren; dieses Getränk 3mal täglich zu jeder Hauptmahlzeit langsam, in kleinen Schlucken trinken.

A

Pilstl-Salbe (Geschwister Pilstl KG)
Alle erkrankten Gelenke und deren Umgebung jeden zweiten Tag abends vor dem Schlafengehen einreiben (vorheriges Hautbürsten erhöht die Wirkung erheblich). Ein eventueller Hautausschlag ist wünschenswert. Sollte er zu stark auftreten, einige Tage mit der Einreibung aussetzen. Hände stets gründlich reinigen!
   Bei gewissenhafter Durchführung dieser Kur werden bereits nach wenigen Tagen die Schmerzen nachlassen, und die Bewegungsfähigkeit wird sich verbessern.
   Siehe auch unter → RHEUMATISMUS und unter → GELENKE.

1. Beiland: Ferrum D 6, D 12, D 30 wochenweise

ASTHMA BRONCHIALE

Eine risikolose und billige Kur, die in vielen Fällen zu einem Dauererfolg führt, ist die folgende: Man stellt seine Ernährung gänzlich auf rohe und gekochte Pflanzenkost um und ißt zudem täglich, über den Tag verteilt, ½ Kilogramm rohes Faß-Sauerkraut, dem man 1 rohe Zwiebel und 1 Zehe Knoblauch, gut zerkleinert, zusetzt. Die Wirkung wird gesteigert, wenn dem Sauerkraut noch 1 Prise Anispulver (Apotheke) beigemischt wird.
   Dazu trinkt man folgenden vom Apotheker hergestellten Tee:

Rp.
Gartenthymian (Herba Thymi)   15,0 g
Fenchel (Semen Foeniculi)   10,0 g
Gundelrebe (Herba Hederae terrestris)   8,0 g
Spitzwegerich (Folia Plantaginis)   8,0 g
Huflattich (Flores Farfarae)   3,0 g
Wacholderbeeren (Fructus Juniperi)   3,0 g
Schöllkraut (Herba Chelidonii)   2,0 g
Wasserfenchel (Fructus Phellandrii)   1,0 g

M. f. spec.: Von diesem Gemisch nimmt man 1 gehäuften Teelöffel pro Tasse, übergießt ihn mit kochendem Wasser und läßt ihn 15 Minuten ziehen. Nach dem Abgießen wartet man, bis der Tee

A

mundwarm ist, fügt 1 Teelöffel Honig bei und trinkt ihn 3mal täglich schluckweise. Außerdem kaut man 1mal täglich 1 Stück Honigwabe (Bienenwabe) in der Größe einer Briefmarke etwa 20 Minuten lang (dann ausspucken).

Große Erleichterung beim Bronchialasthma bringt auch geriebener, mit reichlich Honig vermischter Meerrettich, von dem man abends vor dem Schlafengehen 1 Teelöffel voll nimmt. Ergänzt wird die Therapie durch die → HONIGKUR (siehe Teil 2).

Es wird empfohlen, jeder Hauptmahlzeit 1 Eßlöffel Maisöl zuzusetzen. Auch Heublumenauflagen (siehe unter → HEUBLUMENSACK in Teil 2) lindern das Leiden.

/. *Reiland*: **Formica D 30**; *siehe auch* → VORWORT.

AUGENREIZUNG, AUGENRÖTUNG

1 Tropfen Rizinusöl, in das kranke Auge geträufelt, schafft sofort Erleichterung.

Bei akuten entzündlichen Erkrankungen des Auges lutscht man jede Stunde abwechselnd 1 Tablette

(H) **Oculoheel-Tabl.** (Heel) und
(H) **Euphrasia-Plantaplex-Tabl.** (Steigerwald).

Bei allen Augenerkrankungen ist jedoch eine augenärztliche Kontrolle empfehlenswert.

AUGENSCHLEIMHAUT-ENTZÜNDUNG

Siehe unter → SCHLEIMHAUTSTÖRUNGEN.

A

Augentränen, Augentriefen

Meist klagen nur ältere Leute über tränende oder triefende Augen. Ihnen kann gut und schnell geholfen werden. Es ist weiter nichts nötig als Apfelessig und 20 Kubikzentimeter **Lugolsche Lösung** (eine Kalium-Jod-Lösung, die der Apotheker herstellt).

Mit 2 Teelöffel Apfelessig, 1 Tropfen Lugolsche Lösung und 1 Glas Wasser fertigt man ein Getränk an, das man morgens zum Frühstück langsam und schluckweise trinkt. Mittags und abends fügt man statt der Lugolschen Lösung 2 Teelöffel Honig dem Essigwasser bei. Nach etwa 3 bis 4 Wochen ist das lästige Tränen vorbei. Um ein erneutes Auftreten zu verhindern, sollte man dieses Getränk über einige Wochen hinweg mindestens 2mal wöchentlich nehmen.

Augenwimpern, Augenbrauen

Wimpern und Brauen werden dichter und länger, wenn sie montags, mittwochs und freitags vor dem Schlafengehen mit Rizinusöl bestrichen werden.

B

BETTNÄSSEN

Gegen das Bettnässen der Kinder und der alten Leute hilft ein Teegemisch aus

Zinnkraut (Herba Equiseti) und
Johanniskraut (Herba Hyperici)   aa 25,0

von dem man pro Tasse 1 gehäuften Teelöffel aufgießt. Man trinkt am Vormittag und am Nachmittag jeweils 1 Tasse schluckweise (wenn möglich, über 3 Stunden verteilt). Abends nimmt man trockene Kost zu sich und vor dem Schlafengehen noch 1 Teelöffel naturreinen Honig.

Siehe auch unter → JOHANNISKRAUTÖL in Teil 2.

Bettnässen kann auch ein Alarmsignal der Seele sein, wenn zum Beispiel ein Kind mit schweren Problemen nicht fertig wird oder sich vernachlässigt fühlt.

1. Reiland: **Phosphorus D 6**, abends eine Woche lang

BIENEN- UND WESPENSTICHE

Stiche von Bienen und Wespen können, besonders wenn Mund und Lippen, Nase oder Gesicht betroffen sind, recht schmerzhaft und unter Umständen auch gefährlich sein. Deshalb sollte man die folgenden Mittel, die nicht kostspielig und verschlossen nahezu unbegrenzt haltbar sind, am besten stets griffbereit im Hause haben:

(H) **Ledum D 2, Dil. 10,0** (DHU) und
(H) **Apis D 3, Dil. 10,0** (DHU).

Davon gibt man abwechselnd alle 5 bis 10 Minuten 5 Tropfen auf die Zunge (lange im Munde behalten und mit der Zunge verreiben) und träufelt im gleichen Wechsel jeweils 1 Tropfen auf die Stichstelle (die Flüssigkeit eintrocknen lassen).

B

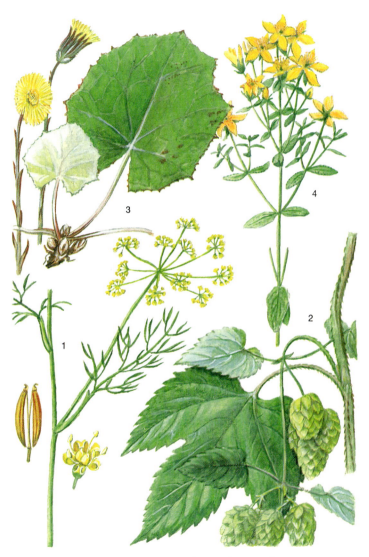

1 FENCHEL *(Foeniculum vulgare Hill.)*
2 HOPFEN *(Humulus lupulus L.)*
3 HUFLATTICH *(Tussilago farfara L.)*
4 JOHANNISKRAUT *(Hypericum perforatum L.)*

B

Zusätzlich nimmt man

(Rpfl.) **Frubiase-Calcium-forte-Trinkampullen** (Dieckmann).

Kinder trinken sofort 4 Ampullen, Erwachsene 6 Ampullen auf einmal. Falls noch notwendig, kann nach 1 und nach 2 Stunden nochmals je 1 Ampulle eingenommen werden.

Auch frischgepreßter, auf die Stichstelle geträufelter Zwiebelsaft lindert schnell den Schmerz.
Siehe auch unter → INSEKTENSTICHE.

BLÄHUNGEN

Blähungen lassen sich mit feingemahlenem Kümmel und Koriander, die man gut vermischt in einem luftdicht verschlossenen Glas aufbewahrt, beseitigen. Man nimmt davon nach jeder Mahlzeit etwa ½ Teelöffel in wenig Wasser.

Auch Kümmeltee ist sehr wirksam. Dafür übergießt man 1 Eßlöffel gestrichen voll Kümmel mit 1 Tasse kochendem Wasser und läßt den Aufguß etwa 20 Minuten ziehen. Bei auftretenden Blähungen trinkt man 1 bis 2 Tassen dieses Tees.
Das homöopathische Mittel

(H) **Momordica-Trpf.** (Infirmarius-Rovit) hat sich bei Blähungen sehr bewährt.

Für Säuglinge und Kleinkinder verwendet man das Mittel

(B) **Carminativum-Hetterich** (Galenika),

besonders wenn zudem Verstopfung und Appetitlosigkeit vorliegen. Säuglinge erhalten je nach Alter 5 bis 10 Tropfen pro Flasche, in hartnäckigen Fällen unterstützt man das Medikament mit einer → LEIBAUFLAGE (siehe Teil 2). Kinder erhalten 3mal täglich 15 bis 20 Tropfen in etwas Flüssigkeit während des Essens.

1. Reiland: **Chamomilla D 6**

BLUTARMUT, BLEICHSUCHT

Blutarmut und Bleichsucht behandelt man am besten mit der → HONIGKUR (siehe Teil 2). Zusätzlich 3mal täglich 25 Tropfen

(B) **Aleukon** (Steigerwald) in etwas Flüssigkeit.

Auch rohes Sauerkraut, pro Tag etwa 1 Pfund in kleinen Portionen genossen, hat einen äußerst positiven Einfluß auf die Blutneubildung, vgl. Eisenmangel.

/. *Weiland*: **Amaratropfen** (Weleda)
Ferrum pomatum D 2 (Weleda)

BLUTDRUCK-VERÄNDERUNGEN

Bei zu *hohem Blutdruck* werden reichlich rohe Zwiebeln und täglich 1 Zehe Knoblauch (roh), auf die Mahlzeiten verteilt, gegessen. Dazu sind kalte → FUSSBÄDER (siehe Teil 2) angebracht. Auch → KNOBLAUCHSAFT (siehe Teil 2) wirkt blutdruckregulierend.

Als Medikament läßt man sich vom Apotheker die nachfolgende homöopathische Mischung anfertigen:

Rp.
Apocynum D 2, Dil.
Viscum alb. D 2, Dil.
Rauwolfia serp D 2, Dil.
Barium jodat. D 4, Dil.
Crataegus D 2, Dil.   aa 10,0

M. D. S.: 3mal täglich, ½ Stunde vor dem Essen, 15 Tropfen auf die Zunge geben.

Diese Lösung sollte über eine längere Zeit, auch nach der Besserung, eingenommen werden. Diätetisch ist es angebracht, auf viel frisches Obst und Gemüse, auf Fisch und eine salzarme Kost umzustellen. Ferner ißt man nach jeder Mahlzeit 1 Eßlöffel guten Honig.

/. *Heilart*: **Biomagnesin, Belladonna D 6**

Bei zu *niedrigem Blutdruck* trinkt man täglich, ½ Stunde vor den Hauptmahlzeiten, ½ Glas frischen Möhrensaft mit 5 Tropfen Maisöl.

Bienenpollen fördern den Blutdruck ebenso wie Rotwein. Am besten eignen sich die Rotweine aus Spätburgunder, Trollinger und Portugieser Trauben, die leichten Burgunder oder die jungen Beaujolaisweine. Man trinkt etwa 2 Glas zu den Hauptmahlzeiten.

Wichtig ist die reichliche Zufuhr von Flüssigkeit. Dazu gehört auch die Einnahme eines Tees, der aus drei verschiedenen Drogen besteht:

        Mistel (Herba Visci)   30,0 g
        Schafgarbe (Herba Millefolii)   20,0 g
        Rosmarin (Folia Rosmarini)   10,0 g

M. f. spec.: 4mal täglich 1 Teelöffel pro Tasse aufgießen.

Diese Maßnahmen werden durch die Einnahme von 3mal täglich 15 Tropfen

(H) **Camphora-Trpf.** (Infirmarius-Rovit)

unterstützt. Die Tropfen nimmt man ½ Stunde nach dem Essen auf die Zunge und verreibt sie im Munde. Auch die → Honigkur bringt den Kreislauf wieder in Ordnung (siehe Teil 2).

/. *Heilart*: **morgens salziges Frühstück**

Bluterbrechen

Unschätzbare Dienste bei Bluterbrechen und bei allen anderen Blutungen leistet **Zinnkraut (Herba Equiseti)**. Pro Tasse übergießt man 1 gehäuften Teelöffel mit kochendem Wasser und läßt das Gemisch nochmals kurz aufkochen. Der Tee sollte danach 10

Minuten ziehen. Davon werden täglich 4 Tassen schluckweise getrunken. Zur Feststellung der Ursache muß aber auf alle Fälle ein Arzt hinzugezogen werden.

1. Reilad: Stibium D 6

BLUTFETT

Ist der Blutfettspiegel erhöht, so kann man ihn mit Möhren senken. Es genügt, morgens, mittags und abends je 1 frische, große Möhre zu essen.

1. Reilad: Chelidonium D 6

BLUTUNGEN

Blutungen, wie sie bei Verletzungen, bestimmten Magen-Darm-Erkrankungen, Nasenbluten oder bei Krankheiten der Atemwege und bei zu starker Menstruation vorkommen, lassen sich mit Apfelessig stillen und regulieren. Man trinkt dafür 6mal täglich 1 Glas Wasser mit 2 Teelöffel Apfelessig.

Bei der *Hämophilie* (Bluterkrankheit) lohnt sich immer ein Versuch mit dieser Methode, nur daß man dem Essigwasser noch 2 Teelöffel Honig beifügt.

Auch **Zinnkrauttee**, 1 Teelöffel pro Tasse Wasser kurz aufgekocht, kann eine Blutung bald zum Stillstand bringen.

1. Reilad: Stibium D 6

BRANDBLASEN, BRANDWUNDEN

Brandblasen und -wunden können sehr schmerzhaft sein, wenn sie nicht richtig behandelt werden. Sofort nach dem Verbrennen sollte man Eis auf die Brandwunde legen. Damit läßt sich unter Umständen die Bildung der Brandblase verhindern. Den Schmerz nimmt eine Kalkbreiauflage in 1 bis 2 Minuten.

Da man nicht warten kann, bis der Kalk gelöscht ist, sollte man stets gelöschten Kalk vorrätig haben. Zu diesem Zweck besorgt man ein wenig ungelöschten Kalk (wie man ihn früher zum Anstreichen von Wänden und Bäumen verwendete) und übergießt ihn in einem festen Gefäß mit etwas Wasser. Kein Kunststoffgefäß verwenden! Beim Löschen des Kalks entsteht Hitze, die Kunststoff deformieren oder zerstören kann. Sobald der Kalk abgekühlt ist, wird er in ein verschließbares Glasgefäß gefüllt.

Hier hält er sich jahrelang, wenn man das Eintrocknen durch Nachgießen von Wasser verhindert. Großflächige Verbrennungen gehören in klinische Behandlung.

Brandwunden lassen sich narbenlos verheilen, wenn man **Leinsamen (Semen lini)** in Rosenwasser aufweicht und auf die Wunde legt. Hat man kein Rosenwasser, so kocht man 3 Teelöffel *ganze* Leinsamenkörner in 6 Tassen Wasser so lange auf, bis sich ein sulziger Schleim gebildet hat, und seiht dann die Körner ab, um nur das schleimige Kochwasser zu verwenden. Mit diesem Kochwasser tränkt man ein sauberes *leinenes* Tuch und legt es warm auf die verbrannte Haut. Es darf nur Leinen verwendet werden! Die Auflagen erfolgen warm und werden, sobald sie trocken sind oder als unangenehm empfunden werden, erneuert.

Sind die Verbrennungsbeschwerden abgeklungen, hört man mit den Auflagen auf, behandelt die Hautwunde mit

(B) **Arnica-Creme** (Steigerwald)

und bedeckt sie mit einem Mullverband.

1. Reiland: Johannisöl

Bronchitis, Husten, Verschleimung

Kein Mittel ist hierbei so zuverlässig, wirkungsvoll und preiswert wie selbsthergestellter Zwiebelsirup. Bei allen Erkältungskrankheiten der Atemwege wirkt Zwiebelsirup krampflösend auf die Bronchien und Bronchiolen sowie auf die Lungenblutgefäße. Er löst den

B

Schleim, erleichtert den Auswurf, hemmt die Entzündung, lindert den Schmerz und ist keimtötend.
Man nimmt davon 6mal täglich, über den Tag verteilt, 1 Eßlöffel voll. Die Herstellung ist in Teil 2 unter → ZWIEBELSIRUP zu finden.

Ebenfalls sehr gut bewährt hat sich der → BRONCHIAL- UND HUSTENTEE (siehe Teil 3), der auch zusätzlich mit dem Zwiebelsirup getrunken werden kann. 20 Tropfen

(B) **Phytobronchin-Trpf.** (Steigerwald)

in den heißen Tee unterstützen die Wirkung wesentlich.

Ein bewährtes Mittel zur Bekämpfung des Hustens, besonders bei Kindern und dort, wo sich die Entzündung gern in die Bronchien hinabzieht, ist

(H) **Sticta-pulmonaria-Trpf.** (Infirmarius-Rovit).

3mal täglich 15 Tropfen auf die Zunge träufeln und lange im Munde behalten. Von Speisen und Getränken ½ Stunde Abstand halten.

Äußerliche Anwendungen unterstützen den Heilungsprozeß erheblich. So kann man zum Beispiel 1 Eßlöffel Rizinusöl leicht erwärmen, ½ Eßlöffel gereinigtes Terpentin dazumischen und damit die Brust einreiben. Danach wird sie mit warmen Tüchern bedeckt. Auch → BRUSTWICKEL (siehe Teil 2) sind wirksam.

Bei *Hustenreiz*, der *nachts* nicht schlafen läßt, wendet man → ZITRONENSIRUP an (siehe Teil 2).

Mit einer Tasse **Huflattichtee (Flores Farfarae)** verschafft man sich angenehme Linderung. Man überbrüht dazu 1 gehäuften Teelöffel des Krauts mit kochendem Wasser und läßt es 10 Minuten ziehen. Nach Abkühlung auf Mundwärme fügt man 1 Teelöffel Honig zu und trinkt den Tee schluckweise.

Siehe auch unter → HUSTENREIZ und unter → LUNGENKRANKHEITEN.

/. *Reiland*: Pyrit D 3

Brustkrebs

Neben der klinischen Behandlung sollte unbedingt ein Versuch mit der → Ringelblumensalbe (siehe Teil 2) gemacht werden. Aus der Volksheilkunde ist bekannt, daß damit der Brustkrebs zur Abheilung kommt. Zusätzlich sind die unter → Krebs angeführten Maßnahmen anzuwenden.

Siehe auch unter → Drüsenkrebs.

I. Reiland: **Iscador** (Injektionen durch den Arzt)

D

DIPHTHERIE *(meldepflichtig)*

Obwohl die Diphtherie eine gefährliche Krankheit ist, die unbedingt von einem Arzt behandelt werden muß, soll doch eine Methode genannt werden, die dann noch hilft, wenn alle anderen Mittel versagen und die in jedem Fall zusätzlich zu allen anderen therapeutischen Maßnahmen angewendet werden darf.

Es ist erwiesen, daß Diphtheriekranke durch **Honig** in wenigen Tagen frei von Diphtherieerregern werden. Die Behandlung ist sehr einfach. Man bestreicht 3mal täglich beide Gaumenmandeln und die befallenen Stellen des Rachens kräftig mit naturreinem Bienenhonig. Zusätzlich wird 3mal täglich flüssiger Honig in beide Nasenlöcher geträufelt. Gleichzeitig macht man um den Hals Honigumschläge. In etwa 2 Wochen heilt die Diphtherie ab.

Honig, der nicht naturrein ist oder der in der Fabrik oder im Haushalt erhitzt wurde, besitzt nicht die keimtötende Wirkung!

1. Reiland: **Arnika D 6**

DRÜSENKREBS

Drüsenkrebs gehört unbedingt in klinische Behandlung. Es schadet aber keinesfalls und wird immer hilfreich sein, wenn man zusätzlich die folgende Kur anwendet. Man gibt frischen kleingehackten **Majoran** zu ¾ in eine saubere Flasche, füllt mit reinem Olivenöl auf und stellt die Flasche in die Nähe des Ofens oder an die Sonne. Nach 12 Tagen wird das Öl abgegossen. Dann besorgt man sich frische **Spitzwegerichblätter** und zerreibt sie (ungewaschen) zwischen den Fingern. Nachdem man die bösartige Geschwulst mit dem Öl bestrichen hat, legt man die zerquetschten Blätter auf, bedeckt alles mit einem Stück Leinen und fixiert es mit Binden. Dies hat morgens und abends zu geschehen. Wird die Behandlung konsequent durchgeführt, so stellt sich bald eine Besserung ein. Man sollte aber zusätzlich die unter → KREBS angeführten Maßnahmen anwenden.

1. Reiland: **Archangelica D 6, Conium maculatum D 12**
wöchentlich abwechseln

D

DRÜSENVERHÄRTUNGEN

1. Reiland: **Conium maculatum D 12**
Mercurius bijodatus D 12

Siehe unter → Geschwülste und Verhärtungen.

DURCHFALL

Durchfall sollte nicht sofort mit Tabletten gestoppt werden. Besser ist ein Abführmittel, um den Darm gründlich von Erregern oder Schadstoffen und Giften zu reinigen.

Getrocknete und nur 1mal aufgekochte Heidelbeeren sind eine bewährte Arznei gegen Durchfälle jeder Art.

Schwarzer Tee zeigt ebenfalls eine stoppende Wirkung; noch besser ist Limonade mit etwas Traubenzucker und 1 Messerspitze Salz.

Auch Apfelessig dient der Regulierung des Darms. Man trinkt zu jeder Mahlzeit, im Laufe des Vormittags, des Nachmittags sowie vor dem Schlafengehen, in kleinen Schlucken 1 Glas Wasser mit 2 Teelöffel Apfelessig. Dazu nimmt man

(H) **Rheum-Trpf.** (Infirmarius-Rovit),

und zwar im akuten Zustand stündlich 5 Tropfen und im chronischen Zustand 3mal täglich 10 Tropfen auf die Zunge (lange im Munde behalten). Nach Besserung weiterhin 3mal täglich 10 Tropfen nehmen. Von Speisen und Getränken ist dabei eine ½ Stunde Abstand zu halten.

Man beachte die Apfelkur unter → Darmreinigung in Teil 2.
Siehe auch unter → Ruhrartige Erkrankungen.

1. Reiland: **Sulfur D 6, 6 Gaben während eines Tages**

E

EISENMANGEL

Mit einem alten Hausmittel, das vor allem in den östlichen Ländern sehr bekannt ist, läßt sich der Eisenhaushalt des Körpers leicht in Ordnung halten.

Mit 10 eisernen Nägeln spickt man 1 Apfel (keine verzinkten Nägel oder Stahlnägel verwenden) und läßt ihn 24 Stunden liegen. Nach dieser Zeit hat der Apfel einen Eisengehalt von etwa 25 Milligramm, gerade soviel, wie der Tagesbedarf eines Menschen ausmacht. Es genügt also, täglich 1 derart präparierten Apfel zu essen.

Da Eisenmangel nur sehr langsam zu beheben ist, muß eine Behandlung, auch mit Medikamenten, während einiger Monate durchgeführt werden.

Nachstehende Tabelle zeigt, daß man dem Eisenmangel auch mit der Ernährung begegnen kann. In 100 Gramm der betreffenden Nahrungsmittel sind an Eisen ungefähr enthalten:

Schweineleber	19,0 mg	Rindfleisch	2,5 mg
Kaviar	11,6 mg	Eierteigwaren	2,2 mg
Hühnerleber	7,8 mg	grüne Erbsen	2,0 mg
Rinderleber	6,5 mg	Kopfsalat	2,0 mg
Austern	5,5 mg	Roggenbrot	1,9 mg
Kalbfleisch	3,0 mg	Blumenkohl	1,2 mg
Schweinefleisch	2,5 mg	Bananen	0,8 mg

EITERUNGEN

Hepar sulfuris ist ein bewährtes homöopathisches Medikament, das zuverlässig hilft bei allen eitrigen Prozessen, wie Furunkulose, Abszessen, Augenlid- und Augenbindehautentzündungen, vereiterten Mandeln, eitriger Bronchitis, Eiterungen an Haut, Schleimhäuten und Drüsen und in Kiefer-, Stirn- und Nebenhöhlen.

Mit einer niedrigen Potenz dieses Mittels verteilt man den Abszeß und treibt den Eiter bei bereits zustande gekommener Eiterung aus. Zu diesem Zweck nimmt man 1 Tablette

(H) **Hepar sulfuris D 4, Tabl.** (DHU),

in der ersten Stunde viertelstündlich, in der zweiten Stunde halbstündlich. Danach wird nur noch 3mal täglich je 1 Tablette genommen, bis die Eiterung vorüber ist. Die Tabletten müssen gelutscht und lange im Munde behalten werden.

Mit einer höheren Potenz läßt sich eine Eiterung verhindern, wenn man schon im Vorstadium mit der Behandlung beginnen kann und eine Eiterung noch nicht zustande gekommen ist. In diesem Fall greift man zu

(H) **Hepar sulfuris D 12, Tabl.** (DHU).

Am ersten Tag wird morgens und abends, in den folgenden Tagen 1mal täglich 1 Tablette gelutscht. Die höhere Potenz beugt auch der Neubildung vor.

Müssen Abszesse, Furunkel oder Panaritien schnell zur Einschmelzung und Austreibung gebracht werden, nimmt man zusätzlich, auf die gleiche Weise,

(H) **Myristica sebifera D 2, Tabl.** (DHU).

Beide Mittel dürfen gemeinsam genommen werden. Pfarrer Sebastian Kneipp machte bei Eiterungen an Fingern, Händen und Füßen *heiße Tauchbäder* mit Heublumenabsud (siehe unter → Heublumenbad in Teil 2). Bei einer Temperatur von 50 bis 55 Grad taucht man das betreffende Glied etwa 20mal kurz ein.

Siehe auch unter → Abszess.

1. Reiland: **Apis D 3/Belladonna D 3/aa** 6mal täglich

Ekzeme

Siehe unter → Hautleiden. Siehe auch → Vorwort.

E

ERBRECHEN

Bei anhaltendem Erbrechen hilft in den meisten Fällen getrocknetes **Spargelsamenpulver** (Apotheke), das in etwas Wasser zu einem Brei gelöst wird. Man nimmt davon 3mal täglich ½ bis 1 Gramm. Das Pulver übt auf den Magen eine beruhigende Wirkung aus.

Weitere Möglichkeiten zur Eindämmung des Brechreizes bieten das folgende homöopathische Mittel:

(H) **Gelsemium-Plantaplex-Tabl.** (Steigerwald).

Davon lutscht man in akuten Fällen, auch bei Erbrechen auf Reisen, halbstündlich 1 Tablette, ansonsten 3mal täglich 1 Tablette. Begleitend dazu nimmt man folgende vom Apotheker hergestellte, rein homöopathische Medizin:

Rp.
Apomorph. hydrochlor. D 4, Dil.
Ipecacuanha D 3, Dil.
Iris versicolor D 3, Dil.
Nux vomi. D 4, Dil.
Asarum D 3, Dil. aa 10,0

M. D. S.: 3mal täglich 15 Tropfen auf die Zunge geben und im Munde verreiben. Von Speisen und Getränken ist dabei ½ Stunde Abstand zu halten.

Schwangerschaftserbrechen siehe unter → SCHWANGERSCHAFTSSTÖRUNGEN.

ERKÄLTUNG

Siehe unter → GRIPPALE INFEKTE.

/. *Reilass*: **Aconit D 12**

F

Fehlgeburt

Siehe unter → Schwangerschaftsstörungen.

1. Weleda: Cupium-Salbe abends über den Bauch
Magnesit D 3 (Weleda).

Fieber

Fieber ist ein physiologischer, notwendiger Prozeß im Körper, um Krankheiten und deren Erreger wirkungsvoll zu bekämpfen. Fieber als äußerliches Zeichen einer Krankheit sollte stets Anlaß zur Schonung sein und niemals zur sofortigen Bekämpfung führen. Da jeder Prozeß, der mit hohem Fieber einhergeht, bei mangelnder Schonung zu einem Herzschaden führen kann, soll der Patient unbedingt Bettruhe einhalten, die erst nach 3tägiger Fieberfreiheit abgebrochen werden darf. Steigt aber das Fieber bedrohlich an, oder hat man andere Gründe, um die Temperatur rasch zu senken, macht man am besten → Wadenwickel (siehe Teil 2).

Dazu mischt man 3 Teile Weinessig mit 1 Teil kaltem Wasser, tränkt darin 2 Tücher und wickelt sie um die Waden, darüber legt man ein Handtuch und zuletzt ein Wolltuch. Mit dem gleichen Wasser kann man den ganzen Körper waschen, was stärkt und vor dem Wundliegen bewahrt.

Das Fieber läßt sich auch mit dem Medikament

(H) **Baptisia-Plantaplex-Trpf.** (Steigerwald)

beeinflussen. Das Mittel wird, wie auf der Packung angegeben, eingenommen. Es muß lange im Munde behalten werden.

Ein ideales Getränk ist mit Honig gesüßter Kamillentee. Auch Fruchtsäfte sind geeignet. Die Ernährung sollte während der Fiebertage leicht verdaulich sein, zum Beispiel geriebene Äpfel, zerdrückte Bananen, Quarkspeisen, Puddings, Suppen oder Joghurt.

Bei fieberhaften Erkrankungen der Atmungsorgane ist es angebracht, → Brustwickel (siehe Teil 2) anzulegen.

F

Hat das Fieber tiefgreifende Ursachen, darf keinesfalls auf ärztliche Untersuchung und Behandlung verzichtet werden.

1. Reiland: Apis D 3/Belladonna D 3

FINGERNÄGEL

Rissige und spröde Fingernägel lassen sich erfolgreich mit Olivenöl behandeln. Darin werden die Nägel täglich vor dem Schlafengehen für 10 Minuten gebadet. Innerlich unterstützt man die Behandlung mit **Kieselerde** (Apotheke). Es genügt, morgens zum Frühstück 1 gehäuften Teelöffel zu nehmen. Dazu trinkt man 3mal täglich 1 Glas Wasser, dem man 1 Eßlöffel Apfelessig und 1 Teelöffel Honig beifügt.

FREMDKÖRPER IN DER LUFTRÖHRE

Blockiert ein Fremdkörper, zum Beispiel ein Obstkern oder ein Knochensplitter, die Luftröhre, so kann ein von Dr. Henry Heimlich beschriebener Handgriff vor dem Ersticken retten.

Bei einem solchen Notfall stellt sich der Helfer hinter den Erstickenden, umfaßt ihn unter den Armen und legt dabei eine Faust zwischen Rippendreieck und Nabel. Die von der anderen Hand umschlossene Faust wird mit einem leicht nach oben gerichteten, schnellen und kräftigen Druck in den Oberbauch gepreßt. Wenn notwendig, sollte dies 5- bis 10mal wiederholt werden. In den meisten Fällen wird der Fremdkörper mit einem Schwung die Luftröhre verlassen.

Dr. Heimlichs Handgriff wurde zuerst an Tieren erprobt und hat inzwischen schon einige tausend Menschen vor einem qualvollen Erstickungstod bewahrt. Er ist so einfach auszuführen, daß selbst Kinder ihn anwenden können. Zumindest sollte er als Sofortmaßnahme bis zum Eintreffen des Arztes oder des Krankenwagens Anwendung finden.

Frühjahrsmüdigkeit

Diese an sich harmlose Erscheinung bekämpft man sehr wirkungsvoll mit rohem Sauerkraut. Man muß davon täglich 1 Pfund in kleinen Portionen, über den Tag verteilt, essen.

1. Reiland: **Birkenelixier**
Ferrum arsenicosum D 6 morgens, eine Woche lang

Furunkel

Siehe unter → Abszess und unter → Eiterungen.

1. Reiland: **Chelidonium D 6**

Fusspilz

Siehe unter → Hautpilzerkrankungen.

1. Reiland: **Phosphorus oleosum**
Schachtelhalmfußbäder

Füsse

Müde oder wunde Füße reibt man 2mal wöchentlich vor dem Schlafengehen mit Rizinusöl ein, zieht wollene Socken über und schläft damit. Damit kräftigt man nicht nur überbeanspruchte Füße, sondern macht gleichzeitig harte Haut wieder weich.

Geschwollene Füße und *Knöchel* werden durch ein altes Hausmittel wieder schlank und fit. Man benötigt je 50 Gramm **Holunderblüten (Flores Sambuci)** und **Lindenblüten (Flores Tiliae)** und übergießt diese Menge mit 1 Liter kochendem Wasser. Der Tee bleibt bis zur völligen Abkühlung stehen und wird erst dann durchgesiebt. In diesen Absud rührt man 5 Eßlöffel Apfelessig und 2 Eßlöffel Honig.

Dann werden 2 Leinentücher in der Flüssigkeit getränkt und damit die Füße und Knöchel umwickelt. Die Wickel läßt man 30 bis

F

40 Minuten einwirken und hält sie durch Aufträufeln der Lösung feucht. Es werden stets beide Füße eingewickelt, auch wenn nur ein Fuß geschwollen ist. Am besten wirkt diese Behandlung, wenn sie abends vor dem Schlafengehen und im Liegen durchgeführt wird.

G

Gallenstauungen,
Gallengrieß, entzündliche Veränderungen in den Gallenwegen

Bei all diesen Beschwerden hilft frischer Rettichsaft. Man höhlt dazu einen Rettich aus, füllt ihn mit Honig und läßt ihn etwa 8 bis 10 Stunden stehen. Von diesem Sirup nimmt man stündlich 1 Teelöffel voll. Bei genügend langer Einnahme kann man damit auch Gallensteinleiden ausheilen. Dazu wird mehrmals täglich eine heiße → Leibauflage (siehe Teil 2) gemacht.

Siehe auch unter → Gelbsucht.

1. *Reiland*: Chelidonium D 6

Gedächtnisschwäche
Hier helfen sehr rasch 2 homöopathische Komplexmittel:

(H) **Kalium phosphoricum Oligoplex®-Tabl.** (Madaus),

von denen man 3mal täglich, ½ Stunde vor dem Essen, 1–2 Tabletten im Munde zergehen läßt, sowie

(H) **Barijodeel-Tabl.** (Heel),

von denen man täglich, um 10 Uhr und um 16 Uhr, 1 Tablette langsam im Munde zergehen läßt.

Zusätzlich sollten täglich, morgens und abends, 1 frisches Eigelb und vor jeder Mahlzeit 1 Teelöffel Honig eingenommen werden. Als Getränk bereitet man 1 Glas abgekochtes Wasser, in das man 2 Teelöffel Apfelessig und 2 Teelöffel Honig einrührt. Dies ist mindestens 3mal täglich langsam und schluckweise zu trinken.

Ein gedächtnisstärkender Tee ist nachstehendes Gemisch:

Rp.
Kalmus (Rhizoma Calami)
Kamille (Flores Chamomillae)
Ehrenpreis (Herba Veronicae)
Rosmarin (Folia Rosmarini)   aa 25,0

G

M. f. spec.: Der Tee wird mit kaltem Wasser angesetzt (1 gehäufter Teelöffel pro Tasse Wasser), nach 3 Stunden bis zum Siedepunkt erhitzt, vom Herd genommen und nach 3 Minuten abgegossen. In jede Tasse mischt man nach Abkühlung auf Trinktemperatur 1 Teelöffel Honig. Davon trinkt man 2- bis 3mal täglich 1 Tasse.

Siehe auch unter → KONZENTRATIONSSCHWÄCHE.

1. Reilad: **Salziges Frühstück**
Acidum phos. D 6 morgens

GELBSUCHT

Ob man mit einer Gelbsucht in ärztlicher Behandlung ist oder nicht, ob es sich um eine fieberhafte Form handelt oder nicht, mit **Aloe-Wasser** wird man immer Erfolg haben. Ausnahmen sind nur jene Fälle, in denen ein eingeklemmter Gallenstein oder eine Geschwulst den Gallenausführungsgang verlegt. Da könnte auch keine andere Medizin helfen.

Unbedingte Bettruhe, und zwar so lange, bis alle Gelbfärbung aus den Augen und von der Haut verschwunden ist, und eine vernünftige Krankenkost müssen eingehalten werden.

Die Behandlung ist sehr einfach. Man besorgt aus der Apotheke 5 Päckchen (zu je ½ Gramm) **grob zerstoßene (grobkörnige) Aloe** (feingepulverte Aloe eignet sich nicht). Meist werden 3 bis 4 Päckchen ausreichend sein, das letzte dient als Reserve. Am Abend gibt man 1 Päckchen (also ½ Gramm) Aloe in 1 Glas und füllt das Glas vorsichtig, um den Bodensatz nicht hochzuwirbeln, zu ¾ mit kaltem Wasser. Über Nacht bleibt alles ruhig stehen.

Morgens gießt man das überstehende Wasser ab. Der Bodensatz darf nicht aufgerührt und keinesfalls mitgetrunken werden! Von diesem Wasser trinkt man morgens und abends je die Hälfte in kleinen Schlucken. Es ist erlaubt, vorher etwas Leichtes zu essen.

Am Abend setzt man die nächste Portion an, um sie am nächsten Tag in gleicher Weise einzunehmen.

Dies wiederholt man ein drittes und, falls notwendig, ein viertes Mal, ohne zwischendurch einen Tag auszulassen. Danach werden

G

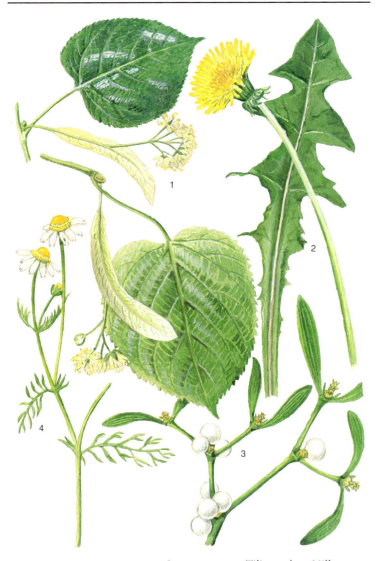

1 LINDE, WINTER- UND SOMMERLINDE *(Tilia cordata Mill. und T. platyphyllos Scop.)*
2 LÖWENZAHN *(Taraxacum officinale Web.)*
3 MISTEL *(Viscum album L.)*
4 KAMILLE *(Matricaria chamomilla L.)*

die typischen Krankheitszeichen allmählich weichen: Der Urin wird heller und der Stuhl dunkler, die Gelbfärbung verschwindet, und das Hautjucken hört auf, auch der Appetit wird wieder normal. Trotzdem sind einige Tage Bettruhe immer noch nötig.

Siehe auch unter → GALLENSTAUUNG.

/. *Reilad*: Chelidonium D 6

GELENKE

Knarrende Gelenke lassen sich mit Apfelessig «beruhigen». Zu diesem Zweck trinkt man 3mal täglich 1 Glas abgekochtes Wasser mit 2 Teelöffeln Apfelessig und 2 Teelöffeln Honig schluckweise zu den Hauptmahlzeiten. Es braucht etwa 1 bis 2 Monate, bis das Knarren verschwindet. Darüber hinaus sollte man die Kur noch weitere 2 Monate fortführen.

Für die äußere Anwendung eignet sich → SALZ-KIRSCH-WASSER (siehe Teil 2).

/. *Reilad*: Ferrum phos. D 6

GELENKRHEUMA

Siehe unter → RHEUMATISMUS oder unter → ARTHRITIS.

/. *Reilad*: Ferrum D 6, D 12, D 30

GEMÜTSVERSTIMMUNGEN

Traurigkeit, Launenhaftigkeit oder Zorn lassen sich durch abgeschreckten Wein sehr gut beeinflussen.

Dazu braucht man ½ Kaffeetasse guten Weißwein. Der Wein wird in einem kleinen Topf bis kurz vor dem Siedepunkt erhitzt. In diesem Moment schüttet man mit Schwung die gleiche Menge kaltes Wasser hinzu und nimmt den Topf vom Feuer. Das Wasser soll den Wein abschrecken, deshalb darf es nicht langsam zugegossen werden.

G

Der so abgekühlte und verdünnte Wein wird sofort in die kalte Tasse zurückgegeben und schluckweise getrunken. Dies kann sooft als notwendig wiederholt werden.

Siehe auch unter → NERVENSCHWÄCHE.

/. *Reiland*: Traurigkeit: Pulsatilla D 12
Launenhaftigkeit: Chelidonium D 12
Zorn: Strammonium D 12

GERSTENKORN (Hordeolum)

So harmlos diese schmerzende Entzündung am Augenlid auch ist, so lebensgefährlich kann sie werden, wenn man daran herumdrückt. Deshalb: niemals ein Gerstenkorn ausquetschen!

Zu Beginn der Entzündung läßt sich die Entstehung eines Gerstenkorns meist mit kühlen Auflagen oder Augenbädern mit Kamillentee verhindern. Ist es bereits zur Eiterung gekommen, sind trockene Wärme, heiße Auflagen sowie Rotlicht zur raschen Reifung des Gerstenkorns angebracht. Dazu werden folgende Mittel eingenommen:

(H) **Oculoheel-Tabl.** (Heel)
(H) **Cruroheel-Tabl.** (Heel).

Von jedem Mittel lutscht man gleichzeitig 3mal täglich 1 Tablette.

Sollten diese Maßnahmen ohne Erfolg bleiben, so muß in jedem Fall ein Augenarzt aufgesucht werden. Treten Gerstenkörner häufig auf, ist es angezeigt, sich vorsichtshalber auch auf Zucker untersuchen zu lassen.

/. *Reiland*: **Staphisagrium D 12**

G

Geschwülste und Verhärtungen

Knoten im Gewebe, verhärtete Drüsen und Geschwülste aller Art vergehen, wenn man sie mit frisch gepflückten Spitzwegerichblättern behandelt.

Eine oberflächliche Reinigung ohne Wasser genügt. Die Blätter werden zwischen den Fingern oder den Händen zerrieben und auf die erkrankte Stelle gelegt, mit etwas dünnem Plastik bedeckt und mit einer Binde fixiert. Nach den Austrocknen wird die Packung erneuert.

Kniegeschwülste lassen sich mit Heublumenauflagen (siehe unter → Heublumensack in Teil 2) sehr gut behandeln.

1. Reiland: **Archangelica D 6**
Conium maculatum D 12

Geschwüre

Siehe unter → Abszess und unter → Eiterungen.

1. Reiland: **Calendula-Salbe**

Gicht

Zur Behandlung der Gicht gehört etwas Geduld; doch die folgende Kur hilft immer. Man nimmt morgens nüchtern 1 Tasse **Zinnkrauttee (Herba Equiseti)**: pro Tasse 1 gehäuften Teelöffel überbrühen und kurz aufkochen, 3 Minuten ziehen lassen, abgießen und schluckweise trinken. Abends vor dem Schlafengehen bereitet man 1 Tasse **Ehrenpreistee (Herba Veronicae)** zu: pro Tasse 1 gehäuften Teelöffel aufgießen, 5 Minuten ziehen lassen, abgießen und schluckweise trinken. Die Behandlung wird ergänzt durch folgende Einnahmen: *3mal täglich* 6 Teelöffel Apfelessig (Reformhaus) und 2 Teelöffel Honig in 1 Glas abgekochtes und abgekühltes Wasser rühren und langsam, schluckweise, trinken; *3mal täglich* 1 Tablette

G

(H) **Rhus-tox.**-**Plantaplex** (Steigerwald)

½ Stunde vor dem Essen lutschen; *3mal täglich* je 1 Tablette

(H) **Dolichos-Plantaplex** (Steigerwald) und
(H) **Rheumaheel** (Heel)

gleichzeitig 1 Stunde nach dem Essen langsam im Munde zergehen lassen.

Verboten ist alles vom Schwein und alles Zuckerhaltige. Reichlich Bananen und 3mal täglich, 1 Stunde vor den Mahlzeiten, 1 rohe Möhre gehören ebenfalls zur Therapie.

Für eine andere Art der Gichtbehandlung erwärmt man je 20 Gramm Kiefernharz und Bienenwachs so, daß beides zusammenfließt. Dann gibt man etwa 30 Tropfen Krotonöl (Apotheke) und etwa 80 Gramm guten Bienenhonig hinzu, vermischt alles gut und streicht diese Paste auf ein entsprechend großes Leinenläppchen, das, noch warm, auf die schmerzende Stelle aufgelegt wird. Begleitend dazu wird die → Honigkur durchgeführt (siehe Teil 2).

Als Getränk verwendet man

Rheuma-Gicht-Tee (Infirmarius-Rovit), der mit
Mate-Gold, naturgrün (Roland)

zu gleichen Teilen gemischt wird. Von dieser Mischung nimmt man für den Aufguß 1 gehäuften Teelöffel pro Tasse, fügt 1 Eßlöffel → Bohnenschalenextrakt zu (siehe Teil 2) und trinkt das Teegemisch ungesüßt 6- bis 8mal am Tag. Zur Steigerung der Harnsäureausscheidung und zur Förderung der Harnausscheidung (Diurese) muß man dem Körper reichlich Flüssigkeit zuführen.

Deshalb ist es notwendig, noch zusätzlich 3- bis 4mal täglich 1 Tasse heißes Wasser mit 1 Eßlöffel

(B) **Uriginex** (Repha)

zu trinken.

G

Rohes Sauerkraut hilft ebenfalls gegen Gicht und Rheuma. Allerdings muß man davon täglich 1 Pfund in kleinen Portionen essen.

Sehr wirksam ist auch eine **Karottenkur**: morgens, mittags und abends, jeweils 1 Stunde vor den Mahlzeiten, 1 frische Möhre (Karotte) essen und 2mal täglich ½ Glas Karottensaft, gemischt mit ½ Glas alkoholfreiem Apfelsaft, dem Saft von ¼ Zwiebel (rot) und ½ Eßlöffel Honig trinken. Dieses Getränk ist am Vormittag und am Nachmittag, etwa 2 Stunden vor dem Essen, einzunehmen.

Die Gichtbehandlung wird durch den reichlichen Genuß von Bananen wirkungsvoll unterstützt.

/. *Heilm.*: **Mandragora D 6**

Grippale Infekte und Erkältungskrankheiten

Bei diesen in heutiger Zeit sehr häufig vorkommenden Erkrankungen kann man sich mit den folgenden Methoden sehr schnell selbst kurieren. Zunächst macht man ein → **Schwitzbad** (siehe Teil 2).

Bei aufziehendem Schnupfen empfiehlt sich auch ein **Salzfußbad** (siehe unter → SCHNUPFEN). Hinzu kommt folgende medikamentöse Behandlung:

(H) **Grippheel-Tabl.** (Heel),

1 Tablette, im stündlichen Wechsel mit der Einnahme von 20 Tropfen

(H) **Esberitox, Liq.** (Schaper & Brümmer),

lutschen. Gleichzeitig nimmt man

(B) **Chinavit-Drg.** (Nattermann),

3mal täglich 2 Dragées unzerkaut.

G

Auch → MÖHRENSIURP (siehe Teil 2) ist bei Erkältungs- und Infektionskrankheiten sowie bei Grippe eine hervorragende Medizin.

Mit regelmäßigem Milchgenuß und 1 frischem Apfel täglich kann man Erkältungs- und Grippeerkrankungen vorbeugen.

Bei *Grippeepidemien* bietet nachstehende Vorbeugungsmethode einen großen Schutz vor Ansteckung und Erkrankung: 2 rote Zwiebeln werden fein geschnitten und roh in ½ Liter Weingeist oder Kornbranntwein angesetzt. Dann fügt man 2 Eßlöffel Honig hinzu, schüttelt kräftig und läßt alles 24 Stunden stehen. Vor jedem Verlassen des Hauses trinkt man davon 1 Gläschen. Zusätzlich nimmt man 3mal täglich 1 Dragée

(B) **Chinavit-Drg.** (Nattermann).

Je 1 ungeschälter Apfel vormittags und nachmittags verstärkt die Schutzwirkung erheblich.

Auch die Einnahme von → KNOBLAUCHSAFT (siehe Teil 2) ist zu empfehlen.

1. Reiland: Aconit D 12 bei Schüttelfrost,
Apis D 3/Belladonna D 3 danach

GÜRTELROSE

Bei dieser Erkrankung sollte man sich unbedingt von einem Arzt oder Heilpraktiker behandeln lassen. Das Auftragen von unverdünntem Apfelessig auf die erkrankten Hautpartien kann jedoch die Therapie unterstützen und Erleichterung bringen. Dies sollte 4- bis 5mal am Tag geschehen und kann auch nachts durchgeführt werden, falls der Schlaf gestört wird. Reichlicher Honiggenuß fördert die Heilung.

1. Reiland: Aconit D 30
Johannisöl äußerlich

H

Haarausfall, Haarschwund

Ein gutes Mittel dagegen ist der Aufguß von Samen des **Bockshornklees (Semen Foeni graeci)**. Man übergießt 1 gehäuften Teelöffel Samen mit 1 Tasse kochendem Wasser und seiht nach einer Viertelstunde ab. Mit diesem Tee reibt man jeden Tag die Kopfhaut ein und macht Auflagen mit angefeuchtetem Mull. Außerdem trinkt man täglich 1 Tasse dieses Tees, über den Tag verteilt, in kleinen Schlucken.

Man kann auch pulverisierten Samen mit etwas Olivenöl zu einem Brei anrühren und diesen öfters gründlich in die Kopfhaut einmassieren. Zusätzlich trinkt man 3mal täglich in kleinen Schlucken 1 Glas Wasser mit 1 Teelöffel Apfelessig und nimmt mittags und abends mit dem Essen 1 gestrichenen Teelöffel geriebenen Meerrettich ein.

Da die Ursache des Haarschwunds – eine Stoffwechselstörung – nicht von einem Tag auf den anderen behoben werden kann, muß man etwas Geduld haben. Die Wirkung tritt erst nach 2 Monaten ein, doch sollte die Kur darüber hinaus noch weitere 2 Monate fortgesetzt werden.

Bei Wachstumsstörungen und brüchigem Haar hilft auch viel frischer Möhrensaft.

Jede Haarbehandlung wird durch Maisöl, von dem man 3mal täglich 1 Eßlöffel den Hauptmahlzeiten (nach dem Kochen) zufügt, unterstützt.

Eine andere, nicht weniger erfolgreiche Kur kann mit Brennesseln gemacht werden. Dazu werden eine Menge **Brennesselwurzeln** und ein Quantum **Brennesseltee** benötigt.

Für den Tee pflückt man die oberen Blätter und die Spitzentriebe, überbrüht 1 Teelöffel voll mit 1 Tasse kochendem Wasser und gießt nach 5 Minuten ab. Damit befeuchtet und massiert man täglich *am Morgen* 1mal die Kopfhaut und läßt den Absud in die Haut eintrocknen.

H

Die Wurzeln werden morgens in kaltes Wasser gelegt und abends kurz aufgekocht und abgegossen. Auch hier nimmt man 1 Teelöffel pro Tasse Wasser. Nach Abkühlung verfährt man mit dem Absud *am Abend* gleich wie mit dem Tee am Morgen. Dies wiederholt sich täglich, auch noch einige Wochen nach dem sichtbaren Erfolg.

Siehe auch unter → HAARWASSER in Teil 2.

1. Reiland: Kieselnahrung
Equisetum D 6

HAARE

Wer dünnes Haar hat, sollte einen Versuch mit Gelatine machen. Etwa 15 Gramm täglich, in 3 Portionen über den Tag verteilt eingenommen, machen das Haar dicker, fester und glänzender.

1. Reiland: Kieselnahrung
Equisetum D 6

HAARWUCHS BEI KLEINKINDERN

Ist bei kleinen Kindern der Haarwuchs zu dürftig, so reibt man die Kopfhaut des Kindes 2- bis 3mal wöchentlich mit Rizinusöl ein. Dies geschieht vor dem Schlafengehen. Am nächsten Morgen wird der Kopf mit

Eubos (Dr. Hobein + Co.) gewaschen.

Nach Behandlungserfolg genügt es, die Kopfhaut noch alle 14 Tage einzureiben.

H

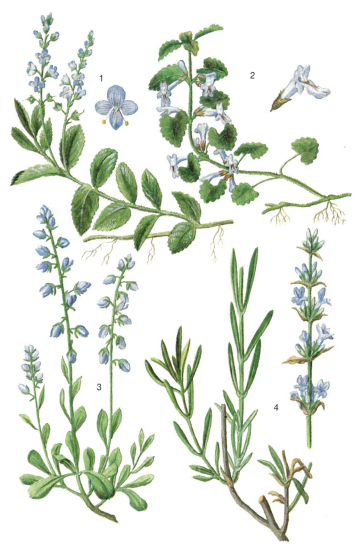

1 EHRENPREIS *(Veronica officinalis L.)*
2 GUNDELREBE *(Glechoma hederaceum L.)*
3 BITTERE KREUZBLUME *(Polygala amaraella L.)*
4 LAVENDEL *(Lavendula angustifolia Miller)*

H

Hals-, Rachen-, Kehlkopfkatarrh

Das beste Spül- und Gurgelmittel für diese Erkrankungen ist der frische Saft von Heidelbeeren (Reformhaus). Eine gleichfalls vorzügliche Medizin gegen *Entzündungen in Hals und Kehlkopf* ist der → Möhrensirup (siehe Teil 2).

Gegen *Halsweh* hilft auch sehr schnell das Gurgeln mit Apfelessigwasser. Man gibt 3 Teelöffel Apfelessig (Reformhaus) in 1 Glas lauwarmes Wasser, rührt 2 gehäufte Teelöffel Honig hinein und gurgelt 2mal hintereinander stündlich mit 1 Mundvoll dieser Lösung. Die Flüssigkeit wird nach dem Gurgeln geschluckt. Haben die Halsschmerzen spürbar nachgelassen, wird nur noch alle 2 Stunden gegurgelt.

Halsschmerzen lassen sich auch mit Datteln wirksam bekämpfen. Hierfür überbrüht man 10 Datteln mit 1 Tasse kochendem Wasser und läßt sie 30 Minuten ziehen. Die Datteln werden morgens nüchtern und abends vor dem Schlafengehen gegessen, und das Dattelwasser wird getrunken.

Wer eine medikamentöse Behandlung vorzieht oder benötigt, zum Beispiel auf Reisen, der findet in

(B) **Frubienzym-Lingual-Tabl.** (Dieckmann)

ein hervorragendes Mittel. Die der Packung beiliegende Einnahmevorschrift ist zu beachten.

Siehe auch unter → Heiserkeit.

1. Reilad: **Zitrone lutschen**
Pyrit D 3

Hämorrhoiden

Hämorrhoiden werden erweicht, wenn man sie mit Rizinusöl einreibt. Sie können dadurch leichter zurücktreten. Zusätzlich führt man täglich, morgens nach dem Stuhlgang oder abends vor dem Schlafengehen, 1 Zäpfchen

H

(B) **Gelum-Supp.** (Dreluso)

tief in den Darm ein. Nach Besserung genügt alle 2 Tage, später 2- oder 1mal wöchentlich 1 Zäpfchen.

Eine Salbe zur Behandlung äußerer Hämorrhoiden stellt man wie folgt her: 60 Gramm ungesalzenes Schweineschmalz erhitzen, 10 Gramm kleingehackte Schafgarbenblüten und 10 Gramm kleingehackte Himbeerblätter, frisch oder getrocknet, zufügen, gut umrühren und das Gefäß vom Feuer nehmen. Bevor das Fett steif wird, preßt man es durch ein Leinentuch und bewahrt die nun fertige Salbe kühl auf. Die Hämorrhoiden werden mit dieser Salbe morgens und abends eingerieben.

1. Reiland: Aesculus D 6

HÄNDE

Rauhe oder rissige Hände wäscht man in Bier und läßt es danach in die Haut einziehen, ohne die Hände abzutrocknen.

Wer das Bier lieber trinkt, reibt die Hände mehrmals am Tag, vor allem nach jedem Waschen, gut mit

(B) **Arnica-Creme** (Steigerwald)

ein. Innerlich nimmt man

(B) **A-E-Mulsin** (Mucos GmbH),

und zwar morgens und abends vor dem Essen je 10 Tropfen direkt (aus der Tube) auf die Zunge.

1. Reiland: Equisetum D 6

HARNSÄURE-ANSAMMLUNG

Kein Mittel ist so sehr imstande, die Harnsäurebildung im Körper zu hemmen und deren Ablagerungen aufzulösen, wie die Bohnenschale **Fructus Phaseoli sine semine**. Davon setzt man abends 150

H

Gramm in 1¼ Liter klares Wasser an. Am Morgen kocht man alles bis auf ½ Liter ein und nimmt davon nur den Schleim, der schluckweise, über den ganzen Tag verteilt, getrunken wird. Diese Behandlung muß über eine längere Zeit durchgeführt werden und ist auch geeignet, kleinere Nierensteine auszutreiben.

Zur Ausschwemmung trinkt man zusätzlich einen Tee von je 1 gestrichenen Teelöffel

Rheuma-Gicht-Tee (Infirmarius-Rovit) und
Mate-Gold, naturgrün (Roland),

den man mit 1 Tasse kochendem Wasser überbrüht, eine Viertelstunde ziehen läßt und abgießt. Davon sind täglich 3 bis 4 Tassen zu trinken.

Mit dieser Therapie lassen sich auch Muskelrheuma, Gelenkrheuma und Gicht sowie Zuckerkrankheit, Wassersucht und Nierenkrankheiten behandeln.

Auch reichlicher Genuß von rohen Zwiebeln vermag die Harnsäureablagerung zu hemmen.

Siehe auch unter → RHEUMATISMUS und unter →GICHT.

1. Reiland: Mandragora D 6
Cholchicum D 6 wöchentlich abwechseln.

HARNTRÄUFELN

Bei Blasenschließmuskelschwäche, funktioneller Nieren-Blasen-Störung oder bei der sogenannten Reizblase kann es – vorwiegend bei Frauen über Dreißig – zu einem lästigen und äußerst unangenehmen Leiden kommen. Es führt häufig zum unwillkürlichen Urinabspritzen beim Gehen, Husten, Niesen, Lachen oder zum Nachträufeln nach der Blasenentleerung. Da Untersuchungen oder Labortests in der Regel ohne Befund bleiben, haben die Patienten oft gar nicht mehr den Mut, ihren Arzt nochmals daraufhin anzusprechen.

Hier empfehlen sich Halb- oder Sitzbäder mit **Haferstroh** und **Kamillenblüten**. Die Zubereitung ist gleich wie die eines andern

H

Tees, nur daß größere Mengen benötigt werden. In den meisten Fällen genügen aber bereits die Einnahme eines Präparates, das der Apotheker anfertigt, sowie das Trinken eines Tees.

Das Medikament setzt sich aus folgenden homöopathischen Mitteln zusammen:

Rp.
Causticum D 4, Dil.   20,0
Borax D 3, Dil.
Kalium carbonic. D 3, Dil.
Pulsatilla D 3, Dil.   aa 10,0

M. D. S.: 3mal täglich, ½ Stunde vor dem Essen, 15 Tropfen auf die Zunge geben (2 bis 3 Fl.).

Der Tee besteht aus:

Baldrianwurzel (Radix Valerianae)   20,0 g
Bärentraubenblättern (Folia Uvae ursi)   5,0 g
Melisse (Folia Melissae)   10,0 g
Thymian (Herba Thymi)   5,0 g
Tormentill (Rhizoma Tormentillae)   10,0 g

Von diesem Gemisch ist pro Tasse Wasser 1 voller Teelöffel (im Aufguß) nötig. Man trinkt morgens und abends je 1 Tasse schluckweise.

Sollte jedoch eine *Infektion der Harnwege* die Ursache des Übels sein, so muß man zusätzlich jeden Tag 4- bis 5mal etwa 10 Gramm eines Salates aus Kapuziner- oder Gartenkresse essen. Das aus der Kapuzinerkresse gewonnene Medikament

(B) **Tromacaps®-Kapseln** (Madaus)

ermöglicht jenen Patienten, die viel unterwegs sein müssen, die gleiche Therapie. Erwachsene nehmen am ersten Tag 3mal 2 Kapseln, an den folgenden Tagen 3mal 1 Kapsel unzerkaut nach dem Essen, Kinder unter 8 Jahren 2- bis 3mal täglich 1 Kapsel.

/. *Reilad*: **Causticum D 6**

H

Hautjucken

Das Jucken der Haut kann sehr viele Ursachen haben: zum Beispiel akuten Kalkmangel, eine Störung im Leber-Galle-System oder eine Stoffwechselerkrankung. Die nachstehende kombinierte Therapie führt aber meist zum gewünschten Erfolg:

(H) **Dolichos-Plantaplex-Tabl.** (Steigerwald), 3mal täglich, ½ Stunde vor dem Essen, 1 Tablette lutschen.

(H) **Calcium-Tabl.** (Infirmarius-Rovit), 3mal täglich 2 Tabletten während des Essens zerkauen.

Haut- und Blutreinigungstee (Infirmarius-Rovit) nach Vorschrift.

Diese Mittel sollten nach Verschwinden des Juckreizes noch etwa 2 bis 3 Wochen weiter eingenommen werden.

Bei *nervöser* und *gereizter Haut* kommt man mit der folgenden Mixtur schneller zur Hautberuhigung:

250 g reines, ungesalzenes Schweineschmalz,
20 g getrocknete Lavendelblüten,
10 g Thymian und die abgeriebene Schale einer Zitrone

auf ganz schwachem Feuer während 1 Stunde erhitzen. Abends reibt man mit diesem Fett den ganzen Körper ein.

Ist *akuter Kalkmangel* die Ursache, so helfen Kalktabletten oder -injektionen am besten. Juckreiz kann auch bei Eisenmangel auftreten. In diesem Fall hilft ein Eisenpräparat oder die unter → Eisenmangel angegebene Behandlung.

Bei einer anderen, ebenso erfolgreichen Kur wird jeden Morgen der ganze Körper mit einer Lösung aus 2 Teelöffeln Apfelessig und 1 Trinkglas abgekochtem Wasser eingerieben und anschließend mit

H

den Händen getrocknet (nicht mit einem Handtuch abtrocknen). Dazu macht man 3mal täglich die → APFELESSIGKUR (siehe Teil 2) und nimmt mit den Hauptmahlzeiten je 1 Eßlöffel Maisöl.

Da zur Entgiftung des Körpers reichlich Flüssigkeit zugeführt werden muß, trinkt man noch 4mal täglich je 1 Tasse

Blasen-Nieren-Tee Uroflux vegetabile (Nattermann).

Auch hier wird der Körper medikamentös unterstützt mit

(H) **Dolichos-Plantaplex-Tabl.** (Steigerwald),

von denen 3mal täglich je 1 Tablette, ½ Stunde vor dem Essen, zu lutschen ist, und mit

(H) **Lymphomyosot, Liq.** (Heel),

wovon man 3mal täglich, 1 Stunde nach dem Essen, 10 Tropfen auf die Zunge träufelt und im Munde verreibt.

Die Reinigung der Haut soll nur mit

Eubos (Dr. Hobein + Co.) erfolgen.

Bei *Altershautjucken* trinkt man, über den Tag verteilt, 3 bis 4 Tassen **Ehrenpreistee (Herba Veronicae).**
Pro Tasse wird 1 Teelöffel voll mit kochendem Wasser übergebrüht. Nach 5 Minuten abgiessen und schluckweise trinken.
Siehe auch unter → ALTERSJUCKEN.

1. Reilach: Chelidonium D 6

HAUTKREBS

Die folgenden Hinweise sollen nicht von einer ärztlichen Behandlung abhalten, sondern zusätzlich auf eine altbewährte Heilmethode hinweisen.

In der Volksmedizin wird der Hautkrebs mit dem frisch gepreßten Saft der **Ringelblume (Calendula officinalis)** und des **Labkrautes (Herba Galii aparinis)** bekämpft. Es genügt, stündlich den einen oder den anderen Saft allein oder abwechselnd zu verwenden. Man befeuchtet die erkrankte Haut mit dem frischen Saft, läßt ihn eintrocknen und beträufelt die Haut nach 1 Stunde erneut, nachdem man sie mit einem mit Weingeist angefeuchteten Läppchen gereinigt hat. Dieses Tuch wird sofort nach Gebrauch verbrannt. Zur innerlichen Behandlung sind die unter → KREBS angeführten Maßnahmen anzuwenden.

1. Reilas: Iscador-Injektionen durch den Arzt

HAUTLEIDEN

Da bei vielen Hauterkrankungen eine Störung der Stoffwechselvorgänge nicht auszuschießen ist, empfiehlt sich als Grundlage jeder Therapie die → MELASSEKUR (siehe Teil 2). Statt Salben aufzutragen, sollte man auf die befallene Stelle ein Läppchen auflegen, das mit Apfelessig getränkt ist, den man mit Wasser verdünnt hat.

Die süße Mandel, insbesondere die → MANDELMILCH (siehe Teil 2) gilt als Spezifikum gegen *kindliche Ekzeme*. Deshalb wies bereits Dr. Max Bircher-Benner auf die Bedeutung der Mandelmilch in der Ernährung von Ekzemkindern hin, bei denen die Kuhmilch zur Verschlechterung der Ekzeme führt.

Auch roher Möhrensaft oder Möhrenbrei wirkt hautspezifisch, und zwar bei *Schuppenbildung* oder *Austrocknung* und *Verhornung* der Haut, bei *welker Haut* und bei zu früher und zu starker *Faltenbildung*.

Bei *Hautentzündungen* helfen Zwiebelauflagen. Dafür werden rohe Zwiebeln gehackt oder gequetscht und mit ein wenig abgekochtem Wasser zu einem Brei vermischt, der dann auf die erkrankte Haut aufgelegt und mit einem Mullstreifen bedeckt wird.

Bei *hartnäckigen Ekzemen* lohnt sich ein Versuch mit Äpfeln. Man ißt während 3 Tagen oder länger nichts weiter als ungeschälte Äpfel und wiederholt diese Kur wöchentlich bis zur Ausheilung. Dazu trinkt man 3mal täglich 1 Tasse

H

Haut- und Blutreinigungstee (Infirmarius-Rovit) langsam und schluckweise.

Es gehört zur Behandlung jeder Hauterkrankung, daß man je 1 Eßlöffel Maisöl den 3 Hauptmahlzeiten (nach dem Kochen) zufügt und daß jede Kur mindestens 3 Monate durchgeführt wird. Die ansteckende Hauterkrankung, als *Zehrgrind, Eiterflechte* oder *Blasenflechte* bezeichnet, ist unter → IMPETIGO aufgeführt.
Siehe auch unter → HAUTKREBS.

/. *Reiland*: Equisetum-Salbe

HAUTPIGMENTE

Braune Flecken, die sich im Gesicht und auf den Händen älterer Menschen zeigen, können innerhalb 1 Monats beseitigt werden, wenn man die Haut jeden Morgen und jeden Abend mit Rizinusöl bestreicht. Innerlich nimmt man zusätzlich

(B) **A-E-Mulsin-forte** (Mucos GmbH),

und zwar morgens und abends jeweils 10 Tropfen nüchtern und direkt aus der Tube auf die Zunge.

HAUTPILZ-ERKRANKUNGEN
(Dermatomykosen)

Eine erfolgreiche Behandlung von Pilzerkrankungen – hierzu gehören der Fußpilz, der Handpilz und sonstige Hautpilze – erfordert das sofortige Absetzen jeder Form von Schweinefleisch und -fett sowie von zuckerhaltigen Speisen und Getränken und den Verzicht auf synthetische Kleidung, Strümpfe und Schuhe inbegriffen. Die erkrankten Hautpartien bepinselt man 3- bis 5mal täglich mit

/. *Reiland*: **Phosphorus oleosum** (Weleda).

/. *Reiland*: **Schachtelhalmumschläge oder -bäder**

H

Heiserkeit

Will man sich für eine kurze Zeit schnell von der Heiserkeit befreien, so genügt es, wiederholt in kurzen Abständen an einem Stück weißer Schulkreide zu lecken. Zur Therapie aber empfiehlt sich die regelmäßige Einnahme von

(H) **Phosphor-Homaccord, Liq.** (Heel),

wovon man 3mal täglich 10 Tropfen auf die Zunge träufelt, das Medikament lange im Munde behält und mit der Zunge in die Mundschleimhäute reibt, bevor man es schluckt.

Eine andere Methode ist das stündliche Gurgeln mit ½ Glas Wasser und 1 Teelöffel Apfelessig. Nach jedem Gurgeln schluckt man 1 Mundvoll. Es empfiehlt sich, diese Methode mit der Einnahme des Medikamentes zu verbinden.

1. Reiland: Lachesis D 21

Herzanfälle, Herzstörungen

Als erste Hilfe bis zum Eintreffen des Arztes reibt man dem Kranken etwa 5 bis 10 Tropfen klaren Schnaps in die linke Armbeuge und über der Herzgegend ein und gibt ihm zusätzlich 20 Tropfen auf die Zunge. Diese unter Umständen lebensrettende Maßnahme gilt für Herzanfälle jeder Art, doch sollte der Hausarzt sofort aufgesucht oder benachrichtigt werden.

Zur *Schutztherapie* gegen den Herzinfarkt oder gegen Nekrosen des Herzmuskels eignen sich

Magnesium-Orotat-Tabl. (Pharmakeia KG),

von denen täglich morgens und abends je 1 Tablette mit dem Essen zu nehmen ist. Den gleichen Zweck erfüllen Äpfel. Der tägliche Genuß eines rohen Apfels mit Schale jeweils am Vormittag und am Nachmittag ist ein guter Schutz gegen den Herzinfarkt.

H

Bei *Herzschwäche* hilft auch → ZWIEBELSIRUP (siehe Teil 2), von dem 3mal täglich 1 Eßlöffel über längere Zeit zu nehmen ist.

Bei *Angina pectoris* wirken warme → HERZAUFLAGEN (siehe Teil 2) entkrampfend. Als Therapeutikum erhält der Patient

(H) **Stenocardie-Trpf.** (Infirmarius-Rovit),

und zwar 3mal täglich 15 Tropfen auf die Zunge. Begleitend dazu sollte er die → BITTERMANDEL-KUR machen (siehe Teil 2).

Bei *Altersherz* und *Herzmuskelschwäche* hat sich

(B) **Ex Herba Crataegus** (Steigerwald)

sehr gut bewährt. Die Einnahmevorschrift auf der Packung beachten und daran denken, daß das Mittel nicht von heute auf morgen helfen kann! Man sollte mindestens 5 Flaschen des Mittels einnehmen und reichlich rohe Zwiebeln und 1 Zehe Knoblauch täglich essen.

Liegt auch eine Kreislaufschwäche vor, nimmt man

(H) **Camphora-Trpf.** (Infirmarius-Rovit),

und zwar 3mal täglich 15 Tropfen, ½ Stunde vor dem Essen, auf die Zunge.

Bei *Herzneurosen* oder *Erregungen* helfen kühle → HERZAUFLAGEN (siehe Teil 2).

Der sogenannte *Herzhusten* als Folge von Lungenstauungen läßt sich gut mit einer → BITTERMANDELKUR (siehe Teil 2) behandeln. Dazu erhält der Patient 3mal täglich 15 Tropfen

(B) **Scillacor** (Steigerwald),

die direkt aus der Flasche auf die Zunge zu träufeln und lange im Munde zu behalten sind.

Ein uraltes Rezept zur *Herzstärkung* ist das folgende: 65 Gramm Spargel in ½ Liter abgekochtes und erkaltetes Wasser geben, den

Spargel zerstoßen und 12 Stunden stehenlassen, danach alles durch ein feines Tuch seihen, 2 Gläschen Wacholderschnaps und 2 gehäufte Eßlöffel Honig hinzurühren. Davon ist morgens, mittags und abends vor und nach dem Essen je 1 Schnapsglas zu trinken. Den Rest der Flüssigkeit bewahrt man im Kühlschrank auf.

Eine ebenfalls herzstärkende und jahrelang haltbare Tinktur ist der → KNOBLAUCHSAFT (siehe Teil 2). Man bereitet sich damit folgendes Getränk: 1 Teelöffel Apfelessig, 1 reichlicher Teelöffel Honig und 10 Tropfen Knoblauchsaft in einer Tasse mundwarmem Wasser mischen und langsam trinken. Dieses Getränk nimmt man 3mal täglich, jeweils einige Zeit vor den Mahlzeiten, ein.

Bei *herzbedingten Ödemen* bringt eine Milchkur schnelle Erleichterung. Dabei darf der Patient allerdings keine andere Nahrung zu sich nehmen als täglich 1 Liter frische Kuhmilch, die, über den Tag verteilt, in kleinen Portionen zu trinken ist (siehe auch unter → ÖDEME). 3tägige Apfelkuren, wobei nichts außer vielen rohen, ungeschälten Äpfeln gegessen werden darf, unterstützen ganz erstaunlich jede Herzbehandlung.

Bei allen *unklaren Herzbeschwerden*, bei Herzschmerzen und Herzschwäche lohnt sich ein Versuch mit Algentabletten (im Reformhaus als Kelpophos erhältlich). Man nimmt davon zu jeder Mahlzeit 1 Tablette.

Siehe auch unter → HERZWEIN in Teil 2 sowie unter → HERZJAGEN und → HERZINFARKT.

I. Reiland: Arnika D 6

HERZINFARKT

Bei frischem Infarkt wirkt unter Umständen 1 Kapsel

(Rpfl.) **Strodival-spezial** (A. Herbert KG)

lebensrettend. Die Kapsel muß zerbissen werden. Bei unzureichender Wirkung ist 10 Minuten später eine zweite Kapsel zu nehmen. Unbedingt den Beilagezettel durchlesen!

H

Dieses Medikament gehört bei allen Infarktgefährdeten in den Kühlschrank, da es die Zeit bis zum Eintreffen des Arztes, die lebensentscheidend sein kann, therapeutisch überbrückt.

Zur Nachbehandlung wie auch zur Vorbeugung des Infarktes eignet sich

(Rpfl.) **Strodival-mr** (A. Herbert KG).

Davon werden auf nüchternen Magen 2 Kapseln unzerkaut geschluckt, anfangs 3mal täglich, später weniger. Beilagezettel unbedingt lesen!

Vor dem Herzinfarkt und vor Arteriosklerose kann man sich zuverlässig schützen, wenn man täglich rohe Zwiebeln oder Knoblauch zu den Mahlzeiten und vormittags wie auch nachmittags einen rohen, ungeschälten Apfel ißt.

Siehe auch unter → HERZANFÄLLE.

/. Reiland: **Arnika D 6**

HERZJAGEN

Herzjagen (Tachykardie) läßt sich – bei nervöser Ursache – mit einer alten bewährten Methode stoppen. Man hält Mund und Nase zu und preßt mit der Atmung kräftig dagegen an. Damit setzt man im vegetativen Nervensystem einen Reiz, der zur Regulierung der Schlagfolge führt. Zusätzlich übt man, bis zum Eintreten eines leichten Schmerzes, auf beide Augäpfel einen starken Druck aus. Eine andere Methode ist die Auflage (siehe unter → HERZAUFLAGE und unter → LEIBAUFLAGE in Teil 2), die besonders zur Behandlung von Erregungszuständen des Herzens und der Herzneurose angewandt wird.

/. Reiland: **Hyoscyamus D 6**

H

Heuschnupfen, Heufieber

Mit der folgenden Kur läßt sich der gefürchtete Heuschnupfen erfolgreich behandeln und, beginnt man früh genug damit, gänzlich verhindern.

Voraussetzung für den Erfolg der Behandlung ist der absolute Verzicht auf alles Zuckerhaltige.

Die Kur setzt etwa 3 Monate vor dem voraussichtlichen Auftreten des Heuschnupfens ein, und zwar mit der täglichen Einnahme von Apfelessig und Honig. Man führt die → Apfelessigkur (siehe Teil 2) so durch, daß man morgens eine Viertelstunde vor dem Frühstück und abends vor dem Schlafengehen je 1 Glas dieses Getränks langsam und schluckweise zu sich nimmt. Außerdem wird zu jeder Mahlzeit 1 Eßlöffel Maisöl und danach 1 Eßlöffel Honig eingenommen.

Etwa 3 Wochen vor dem voraussichtlichen Ausbruch beginnt man, täglich 1 mal 1 Stück Bienenwabe, etwa in Briefmarkengröße, zu kauen. Nach 20 bis 30 Minuten gutem Durchkauen kann man das Wachs ausspucken. (Saubere Bienenwaben sind beim Imker oder im Reformhaus erhältlich.) Gleichzeitig lutscht man täglich 1 Tablette

(H) **Luffa D 12,** (DHU)

2 Stunden nach dem Mittagessen. Während, vor oder nach der Einnahme dieser Tablette darf für ½ Stunde weder etwas gegessen noch etwas getrunken werden.

Sollten trotz dieser Behandlung Symptome des Heuschnupfens auftreten, kaut man sooft als nötig 1 Stück Honigwabe, um die Nase trocken- und freizuhalten.

Die ganze Kur wird über die Dauer der Heufiebersaison fortgesetzt.

Neu auf dem Markt, aber bereits bewährt, ist die folgende Kur: Man nimmt morgens nüchtern, etwa ½ Stunde vor dem Frühstück, 1 bis 2 Kapseln

Pollinose-Ronneburg (Alsitan-Gesellschaft)

unzerkaut mit etwas Flüssigkeit (Anweisung auf der Packung genau beachten). Begleitend dazu nimmt man 3mal am Tag je 10 Tropfen

Heuschnupfenmittel (DHU).

Die Tropfen, die ebenfalls ½ Stunde vor dem Essen einzunehmen sind, werden direkt auf die Zunge geträufelt und lange im Munde behalten. Diese Kur muß spätestens im Februar begonnen und bis zum Ende der Heuschnupfensaison durchgeführt werden.

1. Reiland: **Formica D 30**
Siehe auch → Vorwort

Hexenschuss

Am schnellsten hilft bei Hexenschuß eine heiße Packung, die man alle 3 Stunden erneuert (siehe unter → Heublumensack in Teil 2). Bettruhe ist angezeigt, da der Körper nach der Packung warm zu halten ist. Morgens und abends wird die schmerzende Stelle mit → Johanniskrautöl (siehe Teil 2) massiert.

Auch Einreibungen mit → Salz-Kirsch-Wasser (siehe Teil 2) lindern den Schmerz.

1. Reiland: **Crotalus D 30**

Hodenschmerzen, -verhärtungen oder -geschwülste

Diese Beschwerden lassen sich sehr gut mit Honig behandeln. Man taucht dazu ein Tuch in warmes Wasser, wringt es kräftig aus und glättet es. Danach bestreicht man es mit gutem Honig und macht

H

damit Auflagen auf die Hoden. Über das feuchte Tuch wird ein trockenes und darüber ein wollenes Tuch gelegt. Die Auflage bleibt etwa 1 Stunde liegen und wird bis zur Heilung stündlich erneuert. Vor jedem Honigaufstrich wird das Tuch ausgewaschen.

1. Reiland: Conium maculatum D 12

HORNHAUT

Siehe Behandlung unter → HÜHNERAUGEN.

1. Reiland: Weidenrinden-Fußbad

HÜHNERAUGEN

Mit **Collomack** (Mack) lassen sich schmerzlos und sicher Hühneraugen, Hornhaut und Warzen beseitigen. Man gibt morgens und abends jeweils 1 Tropfen der Flüssigkeit auf die betreffende Stelle und wartet, bis die Lösung eingetrocknet ist. Nach wenigen Tagen läßt sich eine Schicht toten Gewebes abziehen. Man kann diese Schicht auch mit einem heißen Bad ablösen. Die Behandlung wird so lange fortgesetzt, bis das ganze Gebilde, Schicht um Schicht, abgetragen ist.

Aber auch mit Rizinusöl lassen sich Hühneraugen und Hornhaut erweichen, wenn man täglich das Öl auf die harten Hautstellen aufstreicht.

1. Reiland: Weidenrinden-Fußbad

HUSTENREIZ

(Husten siehe unter → BRONCHITIS)

Bei dem lästigen Hustenreiz hilft 1 Glas Wasser mit 2 Teelöffel Apfelessig. Davon trinkt man bei jedem Reiz einige Schlucke. Der Kitzel wird danach schnell nachlassen.

Ein bewährtes Medikament gegen Reiz- und Kitzelhusten ist die folgende rezeptfreie, homöopathische Mischung:

H

Rp.
Sticta pulmonaria D 2, Dil.
Aralia racem. D 3, Dil.
Cuprum D 6
Rumex D 2, Dil.   aa 10,0
Ammon. bromat. D 3, Dil.
Senega D 3, Dil.   aa 5,0

M. D. S.: 3mal täglich, ½ Stunde vor oder nach dem Essen, 15 Tropfen auf die Zunge geben.

Auch → ZITRONENSIRUP (siehe Teil 2) vermag den Hustenreiz zu stillen, ohne zu schaden. Er ist besonders für Kinder geeignet, da er den Magen nicht angreift.

/. *Reiland*: **Hyoscyamus D 6**

I

Impetigo
(Zehrgrind, Eiterflechte, Blasenflechte)

Impetigo ist eine ansteckende Infektion der Haut durch Staphylokokken und Streptokokken, deren Ausheilung meist 3 bis 4 Wochen dauert. Der Kranke hat streng darauf zu achten, daß er den Ausschlag nicht mit seinen Fingern berührt, da sonst die Gefahr der fortgesetzten Selbstansteckung besteht. Handtuch, Waschlappen und Seife dürfen nicht von den anderen Familienmitgliedern benutzt werden.

Für die Behandlung werden alle von der Krankheit befallenen Hautstellen mit einem Wattestäbchen und *unverdünntem* Apfelessig in stündlichen Intervallen betupft. Außerdem macht man die → Apfelessigkur (siehe Teil 2) und ißt nach jeder Mahlzeit 1 gehäuften Teelöffel Honig. Zur Unterstützung der körpereigenen Abwehrkräfte lutscht man am ersten Tag stündlich 1 Tablette

(B) **Esberitox-Tabl.** (Schaper & Brümmer),

am zweiten Tag alle 2 Stunden und danach 3mal täglich 1 Tablette. Mit dieser Behandlung läßt sich der Ausschlag meist schon in 4 bis 6 Tagen ausheilen.

1. Reiland: **Hepar Sulfuris D 4**

Impotenz

Siehe unter → Sexuelle Schwäche.

1. Reiland: **Cuprum arsenicosum D 6**

Insektenstiche

Bisse oder Stiche von Insekten können durch ihren Juckreiz sehr lästig werden. Dagegen hilft der Saft des auf allen Wiesen und an allen Wegen wachsenden Wegerichs. Der bekannte Spitzwegerich eignet sich ebenso wie der breite Wegerich. Die sauber abgewischten oder abgewaschenen Blätter werden zwischen den Fingern zerquetscht und der Saft auf die Stichstelle aufgerieben. Dies wiederholt man mehrfach und legt die gequetschten Blätter auf. Der Schmerz oder der Juckreiz wird bald darauf verschwinden.

Wo die Beschaffung des Wegerichs mit Schwierigkeiten verbunden ist, kann man sich aus der Apotheke die Wegerichtinktur **Plantago major** ⌀ besorgen. Sie wird tropfenweise aufgetragen und in die Haut eingerieben. Hingegen hilft jener Wegerichsaft, der für Trinkzwecke hergestellt wurde, nicht.

Siehe auch unter → BIENEN- UND WESPENSTICHE.

1. Reiland: **Apis D 6**

ISCHIASSCHMERZEN

Gekochter, dickflüssiger Saft von ausgereiften Holunderbeeren ist ein ausgezeichnetes Mittel gegen Ischiasschmerzen. Man nimmt davon kalt oder warm täglich morgens und abends etwa 30 bis 40 Gramm zusätzlich zu den verordneten Medikamenten.

Ebenfalls schmerzlindernd wirkt

(H) **Colocynthis-Homaccord. Liq.** (Heel),

wovon man 3mal täglich 10 Tropfen auf die Zunge gibt. Das Mittel sollte lange im Munde behalten werden; zudem ist von Speisen und Getränken ½ Stunde Abstand zu halten.

Achtung, Holunderbeeren niemals roh essen!

Holunder ist auch unter den Bezeichnungen Fliederbeere, Holder- und Hollerbusch bekannt.

1. Reiland: **Crotalus D 30**

I

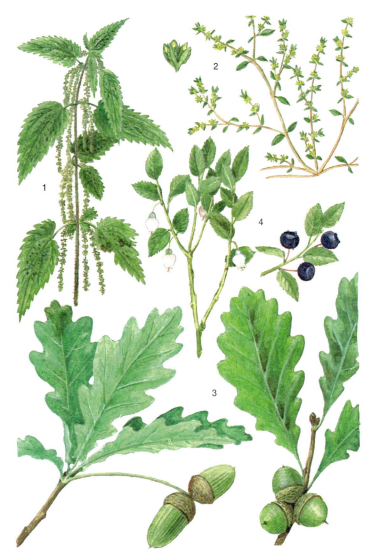

1 GROSSE UND KLEINE BRENNESSEL *(Urtica dioica L. und U. urens L.)*
2 KAHLES BRUCHKRAUT *(Herniaria glabra L.)*
3 EICHE *(Quercus robur L. und Q. sessiliflora Sal.)*
4 HEIDELBEERE *(Vaccinium myrtillus L.)*

K

KARZINOM

Siehe unter → KREBS und unter den verschiedenen Krebserkrankungen, wie → BRUSTKREBS, → ZUNGENKREBS usw.
Siehe auch unter → KREBSVORBEUGUNG in Teil 2.

1. Reilass: Iscador-Injektionen durch den Arzt

KEHLKOPFKREBS

Zusätzlich zur klinischen Behandlung oder zu den unter → KREBS angeführten Heilmaßnahmen kann man selbst noch viel zur Genesung beitragen, wenn man mit einem Tee aus den Blättern der **Käsepappel (Folia Malvae neglectae)** gurgelt.
Pro Tasse wird 1 gehäufter Teelöffel überbrüht. Danach läßt man ihn 10 Minuten ziehen, gießt ab und gurgelt stündlich damit. Die beim Durchseihen verbleibenden Rückstände werden mit der gleichen Menge Gerstenmehl vermischt und leicht erwärmt. Diesen Brei legt man nachts warm auf den Kehlkopf und auf die umliegenden Halspartien.
Sobald Honig vertragen wird, sollte man vor und nach jeder Hauptmahlzeit jeweils 1 gehäuften Teelöffel nehmen. Es darf aber nur naturreiner Honig verwendet werden.

KEUCHHUSTEN

Der Keuchhusten sollte nicht durch Hustenblocker (Codein) verschleppt werden, er muß ausgehustet werden.
Zunächst werden heiße → BRUSTWICKEL gemacht (siehe Teil 2) und → ZWIEBELSIRUP gegeben (Zubereitung siehe in Teil 2). Dazu erhält der Kranke den → KEUCHHUSTENTEE (siehe Teil 3). Die weitere Therapie besteht aus einigen homöopathischen Mitteln:

(H) **Drosera-Plantaplex, Liq.** (Steigerwald),

4mal täglich 10 Tropfen bei Kleinkindern, 15 bis 20 Tropfen bei Schulkindern und Erwachsenen, *auf die Zunge* geben.

(H) **Droperteel-Tabl.** (Heel),
je 1 Tablette um 10 Uhr und um 18 Uhr lutschen.

(H) **Spascupreel-Tabl.** (Heel),
um 12 Uhr und um 20 Uhr je 1 Tablette lutschen.

(B) **Phytobronchin-Trpf.** (Steigerwald),
je nach Alter 10 bis 20 Tropfen in 1 Glas heißes Wasser geben und diese Menge etwa 3- bis 4mal täglich einnehmen.

Bei hohem Fieber siehe unter → FIEBER.

1. Reiland: **Cuprum D 6**

KINDERLOSIGKEIT

Kinderlosigkeit hat meist organische Ursachen. Trotzdem lohnt sich ein harmloser Versuch, an dem sich beide Partner beteiligen, der kaum Umstände bereitet und wenig kostet.

Dazu gehören viel Milch, Milchprodukte sowie eine reichliche Weizenkeim-, Weizenöl- oder eine andere Vitamin-E-haltige Kost (Salat, Spinat, Grünkohl, Kalbs- oder Rinderniere, Bückling, Rogen, Kabeljau, Eidotter, Petersilie, Lauch, Schwarzwurzel, grüne Sojabohnen, Lebertran vom Dorsch oder Steinbutt, Maisöl, Roggenöl usw.). Zucker, Orangen und Grapefruits sollte man meiden, dafür Roggenbrot, Honig und Obst sowie Weintrauben, Heidel- oder Preiselbeeren bevorzugen. Außerdem führt man die → APFELESSIGKUR durch (siehe Teil 2). Wer sich zu dieser Kur auch noch eine Luftveränderung von 2 bis 3 Wochen erlauben kann, sollte davon Gebrauch machen.

1. Reiland: **Apis D 6, Menodoron** (Weleda)

KLISTIER

Siehe unter → EINLAUF in Teil 2.

KNOCHENBRÜCHE

Knochenbrüche heilen viel schneller und besser, wenn man 3mal täglich 1 Tablette

(B) **Kelpophos** (Reformhaus)

zu den Hauptmahlzeiten einnimmt. Die Kallusbildung unterstützt man durch zusätzlich 3mal täglich 15 Tropfen

(H) **Symphytum D 2, Dil.** (DHU),

die auf die Zunge getropft und lange im Mund behalten werden.

1. Reilas: Arnika D 6

KNOCHENERKRANKUNGEN DER KINDER

Knochenhaut- und Knochenmarkentzündungen, Knochengeschwülste oder Schwund der Knochensubstanz lassen sich mit dem feingemahlenen Samen vom **Bockshornklee (Semen Foeni graeci)** günstig beeinflussen, oft sogar heilen. Man rührt 1 gehäuften Teelöffel in einer Tasse kaltem Wasser zu einem Getränk an, das 3mal täglich in kleinen Schlucken eingenommen wird.

1. Reilas: Apatit D 6

KNOCHENENTKALKUNG

Knochenentkalkung bei älteren Menschen, Osteoporose oder Stabilitätsschwäche des Stütz- und Bewegungsapparates werden mit täglich 1 Liter frischer Kuhmilch, der man 1 Eßlöffel Lebertran oder ½ Eßlöffel Weizenkeimöl zusetzt, behandelt. Dazu schluckt man

(B) **Stronticol-Tabl.** (Laves),

und zwar 3mal täglich 2 Tabletten unzerkaut ½ Stunde nach dem Essen. Diese Kur muß sich über einen längeren Zeitraum erstecken.

Mit 2 weiteren homöopathischen Mitteln kann die Heilung beschleunigt werden. Von den

(H) **Osteoheel-Tabl.** (Heel)

lutscht man 3mal täglich 1 Tablette, ½ Stunde vor dem Essen, und von

(H) **Symphytum D 2, Dil.** (DHU)

nimmt man 3mal täglich 1 Stunde nach dem Essen 10 Tropfen und hält sie vor dem Schlucken lange im Munde.

1. Reizlos: Aurum D 6

KNOCHENWACHSTUM

Ist es notwendig, das Wachstum der Knochen anzuregen oder zu fördern, so trinkt man während der Mahlzeiten täglich 1 Liter frische Buttermilch und ½ Liter frische Kuhmilch. Dabei ist der Genuß von Zucker und zuckerhaltigen Speisen und Getränken verboten.

Siehe auch unter → KNOCHENENTKALKUNG.

1. Reizlos: Symphytum D 6

KOLIKEN

Bei Koliken wird es in der Regel unumgänglich sein, einen Arzt oder Heilpraktiker zu rufen, doch kann man sich bis zu dessen Eintreffen mit → LENDENWICKELN (siehe Teil 2) oder mit der → HEUBLUMENSACKAUFLAGE (siehe Teil 2) über die schlimmsten Schmerzen hinweghelfen.

Siehe auch unter → NIERENSTEINE und unter → GALLENSTAUUNGEN.

Es lohnt sich aber auch, ein Gläschen → KNOBLAUCHSAFT (siehe Teil 2) zu trinken und zusätzlich mit der angewärmten, aber verdünnten Tinktur (1 Teil Knoblauchsaft auf 1 Teil Wasser) einzureiben.

Auch Senfbreiauflagen (siehe unter → NIERENSTEINE) vermögen Koliken zu beenden.

Reilad: Gallenkolik: Chelidonium D 6
Magenkolik: Chamomilla D 6
Nierenkolik: Tabacum D 6 und Schröpfen oder heißes Bad

KONZENTRATIONSSCHWÄCHE

Wenn diese Schwäche nicht auf einer Verkalkung der Hirngefäße beruht, läßt sich die folgende Behandlung mit gutem Erfolg anwenden:
Man läßt 3mal täglich, und zwar stets ½ Stunde vor dem Essen, 1 bis 2 Tabletten

(H) **Kalium-phosphoricum-Oligoplex®-Tabl.** (Madaus)

im Munde zergehen und kaut alle 2 Stunden jeweils 3 süße Mandelkerne. Zusätzlich nimmt man vor jeder Mahlzeit 1 Teelöffel Honig.
Siehe auch unter → GEDÄCHTNISSCHWÄCHE.

Reilad: **Acidum phos. D 6**

KOPFFLECHTE

Diese Infektion der Kopfhaut wird durch einen Pilz hervorgerufen. Im Verlauf dieser Krankheit, die bei Knaben zehnmal häufiger vorkommt als bei Mädchen, bilden sich auf dem Kopf runde, schuppige, völlig kahle Stellen. Die Behandlung ist verhältnismäßig einfach, setzt aber voraus, daß sofort jede Form von Schweinefleisch und -fett sowie jede Form von Zucker gemieden wird. Die befallenen Hautstellen werden morgens und abends mit

Phosphorus oleosum

betupft und in der Zwischenzeit im stündlichen Intervall mit Wattestäbchen und unverdünntem Apfelessig betupft.

Außerdem macht man 3mal täglich die → APFELESSIGKUR (siehe Teil 2) und ißt nach jeder Mahlzeit 1 gehäuften Teelöffel Honig.

1. Reiland: Lycopodium D 6
Namuriat D 30
Equisetum D 12
Selenum arsenicosum D 6 wochenweise abwechseln

KOPFJUCKEN

Siehe unter → HAUTJUCKEN.

1. Reiland: Chelidonium D 6

KOPFSCHMERZEN

Wenn der Behandler die Ursache nicht finden und nicht helfen kann, so lohnt sich immer ein Versuch mit einer der folgenden Behandlungsmethoden: Regelmäßig morgens und abends Umschläge mit frisch gepreßtem Spitzwegerichsaft auf Stirn und Nakken können den immer wiederkehrenden Kopfschmerz heilen; auch eine Kur mit Wacholderbeertee (Anwendung siehe unter → MIGRÄNE) kann helfen;
Kopfschmerzen bei Nervenschwäche lassen sich günstig mit **Johanniskrautblüten (Flores Hyperici)** beeinflussen. Pro Tasse gießt man 1 Teelöffel auf und trinkt diesen Tee 3mal pro Tag;
bei nervösen Kopfschmerzen lohnt es sich, den in Teil 3 angegebenen → KOPFSCHMERZTEE zu trinken; ansonsten trinkt man → KOPFSCHMERZ-MIGRÄNE-TEE (siehe Teil 3); kalziumreiche Kost, vor allem reichlich frische Kuhmilch, oder die Einnahme von Kalziumpräparaten ist bei der Kopfschmerzbehandlung notwendig; die Einreibung von Stirn und Schläfen, Gesicht, Hals und Nacken (bis hinter die Ohren) mit → SALZ-KIRSCH-WASSER (siehe Teil 2) hat in vielen Fällen rasche Befreiung vom Kopfschmerz gebracht.

Jede Kopfschmerztherapie wird durch den reichlichen Genuß von Bananen und 2 Teelöffel Honig zu jeder Mahlzeit sowie durch eine → APFELESSIGKUR (siehe Teil 2) unterstützt.

K

Bei allen Arten von Kopfschmerzen sollte man immer auf eine gute Funktion des Verdauungsapparates und der Nieren achten. Siehe auch unter → MIGRÄNE.

1. Heilmittel: Biodoron (Weleda)

KOPFSCHUPPEN

Die → MELASSEKUR (siehe Teil 2) zusammen mit Auflagen oder Einreibungen von verdünntem Apfelessig (1 Teil Apfelessig auf 1 Teil Wasser) läßt die Schuppen bald verschwinden. Außerdem fügt man täglich den fertigen Hauptmahlzeiten je 1 Eßlöffel Maisöl bei.

Eine weitere Behandlungsmöglichkeit von Schuppen und frühem Haarausfall ist ein Absud aus 1 Teil kleingeschnittener Brennnesselwurzel und 1 Teil reinem Apfelessig. Dieses Mittel wird äußerlich, zur Einreibung der Kopfhaut, und innerlich, täglich 4mal 1 Teelöffel, angewendet.

Auch mit **Zinnkraut (Herba Equiseti)** lassen sich Schuppen erfolgreich behandeln. Man setzt abends 5 Tassen kaltes Wasser mit 5 gehäuften Teelöffeln Zinnkraut an und erhitzt dies am Morgen bis zum Siedepunkt (ohne zu kochen). Mit dem Abguß wäscht man den Kopf und läßt den Tee eine Viertelstunde einwirken. Nach dem Spülen mit klarem, lauwarmem Wasser und dem Abtrocknen wird die Kopfhaut mit feinem Olivenöl kräftig massiert. Diese Maßnahme hat täglich zu erfolgen.

1. Heilmittel: Lycopodium D 6

KRAMPFADERN

Krampfadern lassen sich in den seltensten Fällen völlig zurückbilden. Dennoch ist es nicht ratsam, Krampfadern veröden oder entfernen zu lassen. Auf jeden Fall sollte erst ein Versuch mit dieser erprobten Kur gemacht werden:
Morgens und abends feuchtet man die Krampfadern mit einem

K

Wattebausch und unverdünntem Apfelessig gut an und läßt den Essig in die Haut eintrocknen. Innerlich wendet man die → APFEL-ESSIGKUR an (siehe Teil 2) und nimmt dazu folgende Medikamente:

(H) **Camphora-Trpf.** (Infirmarius-Rovit),

3mal täglich, ½ Stunde vor dem Essen, 15 Tropfen auf die Zunge geben;

(H) **Calcium-Tabl.** (Infirmarius-Rovit),

3mal täglich 2 Tabletten während der Hauptmahlzeiten zerkauen;

(B) **Aescorin-Trpf.** (Steigerwald)

3mal täglich, *1 Stunde nach dem Essen* (nicht wie auf der Packung angegeben), 25 Tropfen in etwas Wasser geben.

Äußerlich macht man Auflagen mit

(B) **Exhirud-Salbe** (Plantorgan).

Dafür wird ein entsprechend großes Stück Leinen angefeuchtet, ausgewrungen, geglättet und mit der Blutegelsalbe millimeterdick bestrichen. Über diese Auflage legt man ein etwas größeres Stück dünne Plastikfolie, damit die Salbenpackung nicht austrocknet. Dann wird alles mit 2 elastischen Binden fixiert, wobei die zweite Binde in der Gegenrichtung der ersten gewickelt wird. Die Packung nur nachts auflegen und die Kur etwa 3 Monate durchführen. Auch → RINGELBLUMENSALBE (siehe Teil 2) kann helfen.

1. Reiland: Chelidonium D 6
Borrago-Umschläge
Ringelblumensalbe

KRÄTZE

Krätze heilt, wenn der Saft der frischen Stengel von **Ringelblumen (Calendula officinalis)** auf die kranke Haut aufgetragen und dazu **Ringelblumentee (Flores Calendulae)** getrunken wird. Pro Tasse

K

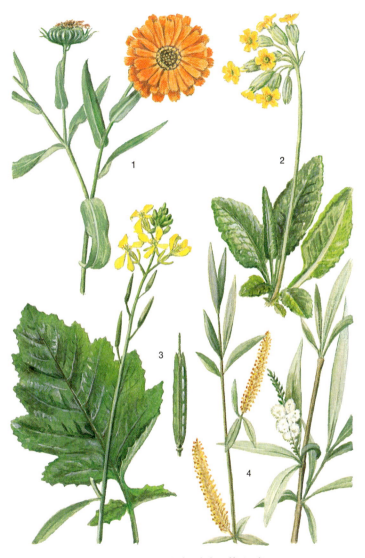

1 RINGELBLUME *(Calendula officinalis L.)*
2 SCHLÜSSELBLUME *(Primula veris L. em. Huds.)*
3 SCHWARZER SENF *(Brassica nigra Koch)*
4 SILBERWEIDE *(Salix alba L.)*

gießt man 1 gehäuften Teelöffel auf und trinkt eßlöffelweise 4 Tassen über den ganzen Tag verteilt.

1. Reiland: Psorinum D 30

KREBS

Die klinische Behandlung sollte bei jeder Form von Krebs so früh als möglich beginnen. Zusätzlich sind aber Anwendungen und Mittel aus der Volks- und Naturheilkunde immer lohnend. Sie unterstützen das Heilungsbestreben des Körpers, erreichen häufig eine viel tiefer greifende Wirkung als alle Chemotherapeutika und haben sich oft als Lebensretter erwiesen.

Wichtig für den Erfolg jeder Krebsbehandlung sind:
1. die **Beseitigung von Zahngranulomen**, da sie die Metastasenbildung immens beschleunigen,
2. die **Eliminierung aller toten Zähne**, weil in jedem toten Zahn Dimethylsulfid entsteht und dies das Krebswachstum fördert,
3. der **tägliche Genuß 1 rohen Knoblauchzehe**, verteilt auf die 3 Hauptmahlzeiten, und die **stündliche Einnahme 1 gehäuften Kaffeelöffels Honig** (siehe Teil 4 unter → HONIG), weil Knoblauch und Honig die Wachstumsenergie der Krebszellen stark herabsetzen und die Teilung und die Vermehrung der Zellwucherungen rigoros hemmen,
4. der tägliche Genuß von 4 Tassen **Ringelblumentee (Flores Calendulae)**. Für diesen Tee überbrüht man 1 gehäuften Teelöffel mit 1 Tasse kochendem Wasser, läßt ihn 10 Minuten stehen und gießt schließlich ab. Der Tee muß ungesüßt getrunken werden, und zwar etwa alle 45 Minuten 1 Eßlöffel voll. Die Ringelblume gilt seit alters als wichtiges Heilmittel bei Krebs.
(Siehe auch unter → RINGELBLUMENSALBE und → RINGELBLUMENTINKTUR in Teil 2.)

Gegen die *Krebskachexie* hilft die gleiche Rezeptur, die unter → ALTERSSCHWÄCHE angegeben ist. Zur → KREBSVORBEUGUNG siehe Teil 2.

K

Siehe auch unter → BRUSTKREBS, → HAUTKREBS, → LUNGEN-KREBS, → ZUNGENKREBS, → DRÜSENKREBS, → MAGENKREBS, → KEHLKOPFKREBS.

Zu jeder Krebstherapie sollte die regelmäßige Einnahme von täglich 3 Eßlöffeln reinen Bienenhonigs gehören.

Bei *krebsartigen Geschwüren* hilft sehr rasch → RINGELBLU-MENSALBE (siehe Teil 2).

1. Reiland: Iscador-Injektionen durch den Arzt

KREISLAUFSCHWÄCHE

Ein zu schwacher Kreislauf läßt sich mit → KNOBLAUCHSAFT (siehe Teil 2) wieder in Ordnung bringen. Zusätzlich nimmt man 3mal täglich 15 Tropfen

(H) **Camphora-Trpf.** (Infirmarius-Rovit),

½ Stunde vor dem Essen. Die Tropfen werden direkt auf die Zunge geträufelt und lange im Munde behalten.

Andere Behandlungsmöglichkeiten bieten die → SAUERKRAUT-APFEL-KUR und die → HONIGKUR (siehe Teil 2).

Bei schweren Kreislaufstörungen läßt man sich vom Arzt oder Heilpraktiker einige Injektionen

(H) **Kreislauf-Inj.** (Infirmarius-Rovit)

subkutan verabfolgen. Sie sind frei von jeder schädlichen Nebenwirkung und helfen prompt. Da viel Flüssigkeit zugeführt werden muß, empfiehlt es sich, 4mal täglich das nachfolgende Teegemisch zusätzlich zu den sonstigen Getränken zu trinken:

Mistel (Herba Visci)   30,0 g
Schafgarbe (Herba Millefolii)   20,0 g
Rosmarin (Folia Rosmarini)   10,0 g

K

Pro Tasse gießt man 1 gehäuften Teelöffel des Teegemischs auf, rührt 1 Teelöffel Honig ein und trinkt den Tee schluckweise. Begleitend dazu ist vormittags und nachmittags je 1 Tasse salzhaltige Kraftbrühe zu trinken.

1. Reiland: **Arnika D 6**
Cardiodoron (Weleda)

L

Lähmung der unteren Gliedmassen

Bei der sogenannten Paralyse sollte man einen Versuch mit **Weinrebenblüten (Flores Vitis viniferae)** nicht unterlassen. Ein davon hergestellter Tee wirkt kräftigend und belebend auf die Funktionen des Rückenmarks, auf dessen Nervenknoten und Schaltzentren. Bei Lähmung der unteren Gliedmaßen bringt der Tee als Getränk wie auch als Einreibung gute Heilerfolge. Pro Tasse überbrüht man 1 gehäuften Teelöffel frischer Blüten und läßt sie 3 Minuten ziehen. Morgens und abends wird 1 Tasse langsam und schluckweise getrunken. Ein auf gleiche Weise zubereiteter Tee, den man aber 15 Minuten ziehen lassen muß, wird zur Einreibung der kranken Körperteile und der Wirbelsäule, 3- bis 4mal täglich, verwendet.

1. Reilard: Lachesis D 30

Leberflecken

Ein einfaches und altbewährtes Hausmittel aus dem Schatz der Volksheilkunde, das die manchmal störenden Pigmentierungen verschwinden läßt, ist das folgende: Man reibt Meerrettich, nimmt auf 1 gehäuften Teelöffel 2 Teelöffel Apfelessig hinzu und vermischt beides gut. Diesen Brei setzt man 5 Stunden der Sonne aus und drückt ihn dann durch ein feines Sieb. Mit dieser Tinktur reibt man 3mal täglich die Leberflecken ein. Das Pigment wird unter dieser Behandlung verblassen, die Leberflecken werden ganz allmählich verschwinden. Diese Behandlung ist zwar völlig ungefährlich, doch muß darauf aufmerksam gemacht werden, daß nur Leberflecken und nicht etwa andere, plötzlich aufgetretene Hautmale damit behandelt werden dürfen! Es könnten unter Umständen bösartige Prozesse sein, die der ärztlichen Behandlung bedürfen.

Auch Rizinusöl zeigt bei Leberflecken guten Erfolg (siehe unter → Muttermale).

1. Reilard: Löwenzahntee

L

Leberschmerzen

Wer seine Leber spürt, der sollte unbedingt prüfen lassen, welche Ursachen seinem Leiden zugrunde liegen. Eine infektiöse Entzündung, Gallensteine, Leberkrebs, Zirrhose oder Malaria gehören unbedingt in die Behandlung eines Arztes oder Heilpraktikers. Schmerzt aber die Leber, ohne daß ein derartiges Grundleiden vorliegt, ist also nur die Leber erkrankt, so kann man sie auf einfache Weise wieder heilen. Man zerstößt Maronen (Eßkastanien) und mischt sie mit der gleichen Menge Honig. Davon ißt man täglich so oft und so reichlich, wie man mag. Bald wird der Schmerz verschwinden und die Leber gesunden. Die Menge des täglichen Bedarfs ist jeden Morgen frisch zuzubereiten.

Der Leberkranke sollte aber in jedem Fall seine Lebensweise sowie seine Eß- und Trinkgewohnheiten, die unter Umständen die Ursache seiner Krankheit sind, überprüfen.

1. Reilass: Chelidonium D 6

Leukämie

Die medikamentöse Behandlung der Leukämie ist in der Regel recht erfolglos. Deshalb lohnt es sich immer, die Behandlung nebenher mit Heilkräutern zu unterstützen, was nur nützen, nie schaden und keine Therapie stören kann.

Die Behandlung sieht täglich 3 Tassen des → Leukämietees vor (siehe Teil 3), der warm, über den ganzen Tag verteilt, schluckweise zu trinken ist. Außerdem wird 1 gestrichener Teelöffel **Kalmuswurzel (Rhizoma Calami)** über Nacht in 1 Tasse kaltem Wasser angesetzt, morgens abgegossen und trinkwarm zubereitet. Davon trinkt man zu jeder der 3 Hauptmahlzeiten je 1 Schluck vor und nach dem Essen. Orangen, Grapefruits, Zitronen und Rhabarber sind ebenso wie Zucker, zuckerhaltige Speisen und Getränke zu meiden. Honig ist erlaubt.

L

Lippenbläschen

Lippenbläschen, meist durch Herpes-Viren hervorgerufen, heilen besser und schneller unter einer Zinkwasserbehandlung. Dazu werden 4 Gramm Zinksulfat, das in 100 Kubikzentimeter abgekochtem, kaltem Wasser aufzulösen ist, benötigt. In dieser Lösung wird ein Stück Verbandmull oder ein Wattebausch getränkt und an 4 aufeinanderfolgenden Tagen für jeweils 1 Stunde auf die erkrankte Lippe aufgelegt. Die Behandlung muß in den ersten 24 Stunden der Erkrankung begonnen werden.

Lungenkrankheiten

Bei infektiösen Lungenleiden, bei Lungentuberkulose (meldepflichtig) und bei feuchtem Lungengangrän wird durch das Einatmen der Dämpfe von verdünntem **Wacholderöl** (Apotheke) die Ausbreitung der Infektion eingedämmt. Die stark keimtötende Kraft des Wacholderöls sowie dessen große Heilwirkung sind in der Lage, den Heilungsprozeß bei den genannten Krankheiten wesentlich zu beschleunigen. Bei der Lungentuberkulose der Kinder gibt es wohl kaum ein besseres Mittel als den → Wacholderbeersirup (siehe Teil 2).

Davon erhalten Kinder 3mal täglich 1 Stunde vor den Hauptmahlzeiten je 1 Teelöffel voll; Erwachsene müssen 3mal täglich 2 Teelöffel einnehmen.

Auch → Möhrensirup (siehe Teil 2) ist bei Erkrankungen der Lungen und Bronchien eine vorzügliche Medizin. Die Kranken erhalten davon täglich alle 2 Stunden 1 Eßlöffel. Begleitend dazu trinkt man folgendes Teegemisch:

Rp.
Spitzwegerich (Folia Plantaginis)   50,0 g
Gartenthymian (Herba Thymi)   40,0 g
Brennessel (Folia Urticae)   20,0 g
Lungenkraut (Herba Pulmonariae)   20,0 g
Huflattich (Flores cum Folia farfarae)   15,0 g

L

Schafgarbe (Herba Millefolii cum floribus)   15,0 g
Walnußblätter (Folia Juglandis)   10,0 g
Zinnkraut (Herba Equiseti)   10,0 g
Beinwell (Radix Symphyti)   10,0 g
Taubnessel (Flores Lamii albi)   10,0 g

M. f. spec. Pro Tasse gießt man 1 gehäuften Teelöffel des Teegemischs auf. Ist der Tee auf Trinkwärme abgekühlt, rührt man 1 Teelöffel Honig ein und trinkt ihn 3mal täglich schluckweise über 1 Stunde verteilt. Der Tee wirkt ebenfalls bei Husten, Keuchhusten, Bronchialkatarrh und Bronchialasthma.

Bei Lungentuberkulose helfen auch Cantharidenpflaster, die man sich von einem Heilpraktiker auflegen läßt.

1. Reilass: Mercurius bijodatus D 12

LUNGENKREBS

Es lohnt sich in jedem Fall, zusätzlich zur ärztlichen Behandlung die folgende, möglicherweise lebensrettende Kur zu machen.

Dafür nimmt man täglich 6 Teelöffel naturreinen Bienenhonig, und zwar je 1 Teelöffel vor und nach jeder Hauptmahlzeit. Weiterhin kaut man *ständig* einige kleine Stückchen **Kalmuswurzel (Rhizoma Calami)** und trinkt morgens und abends je 1 Tasse **Schafgarbentee (Herba Millefolii)**. Pro Tasse Wasser wird 1 Teelöffel aufgegossen.

Diese Kur muß über eine längere Zeit fortgeführt und durchgehalten werden. Es ist ratsam, dazu die weiteren unter → KREBS angeführten Maßnahmen anzuwenden.

1. Reilass: **Iscador-Injektionen durch den Arzt**

M

Magenbeschwerden

Bei unklaren Magenbeschwerden wirkt Buttermilch besser als manche Medizin. Allerdings muß man täglich 1 Liter in kleinen Portionen, über den ganzen Tag verteilt, trinken.

Magen- und Darmstörungen lassen sich schnell und sicher mit **Kalmuswurzel (Rhizoma Calami)** heilen. Man gibt abends 1 gestrichenen Teelöffel in 1 Tasse kaltes Wasser und läßt dies bis zum Morgen stehen. Nach dem Abseihen wird der Tee nur leicht erwärmt. Vor und nach jeder Hauptmahlzeit trinkt man 1 Schluck, also 6 Schlucke am Tag. Bereits nach 14 Tagen spürt man die Heilung.

Magenbrennen, das sofort oder 1 bis 2 Stunden nach dem Essen auftritt, läßt sich mit verdünntem Apfelessig kurieren. Zu jeder Mahlzeit nimmt man ½ Glas Wasser mit 1 Teelöffel Apfelessig. Die gleiche Mischung wird noch ein weiteres Mal während des Tages getrunken.

Schlechte Verdauungstätigkeit des Magens behandelt man mit warmen → Leibauflagen (siehe Teil 2) und mit

Amaratropfen.

Unzureichende Magensäureproduktion kann auf die gleiche Weise behandelt werden. Zusätzlich nimmt man kurz vor jeder Mahlzeit ¼ Liter frischen Ananassaft oder 1 Tasse **Enziantee (Radix Gentianae)** zu sich. Pro Tasse Wasser wird 1 Teelöffel des Tees leicht aufgekocht.

Magenkrämpfe löst man mit heißen → Leibauflagen oder mit → Heublumensackauflagen (Siehe Teil 2). Als Getränk bereitet man einen

Magen-Darm-Tee (Infirmarius-Rovit)

zu (Anweisung auf der Packung beachten).

M

Magen-Darm-Krankheiten der Säuglinge, Entzündungen oder Fäulnisprozesse im Darm, lassen sich am besten mit rohem Möhrenbrei beheben.

Ein hervorragendes biologische Mittel gegen *Verdauungskrankheiten* und *Appetitlosigkeit der Säuglinge* ist

Carminativum-Hetterich (Galenika Hetterich).

(Anweisung auf der Packung beachten.)

Erwachsene können Magen-Darm-Krankheiten durch den täglichen Genuß von 1 Zehe Knoblauch, verteilt auf die Hauptmahlzeiten, vermeiden.

Akute Verdauungsstörungen lassen sich mit ausschließlicher Bananenkost erfolgreich behandeln.

Entzündliche Krankheiten des Magens kuriert man mit

(H) **Basilicum-Plantaplex, Liq.** (Steigerwald)

und mit

(H) **Gastricumeel-Tabl.** (Heel).

Von der Flüssigkeit werden 3mal täglich 15 Tropfen, ½ Stunde vor den Hauptmahlzeiten, auf die Zunge geträufelt und lange im Munde behalten (2 bis 3 Fl.). Von den Tabletten lutscht man 3mal täglich, 1 Stunde nach dem Essen, 1 Tablette (4 Pack.). Diese Therapie wird von einigen Scheiben frischer Ananas *vor* jeder Mahlzeit und etwas rohem Knoblauch *zu* jeder Mahlzeit unterstützt.

Heilend auf alle Erkrankungen des gesamten Verdauungstraktes wirkt auch eine Kur mit **Sano-Senfkörnern** (Reformhaus). (Anweisung auf der Packung befolgen.)

Siehe auch unter → Wermuttinktur in Teil 2 und das Teerezept gegen → Magengeschwüre in Teil 3.

M

MAGENKREBS

Von großer Heilwirkung bei einem Karzinom hat sich **Schöllkraut (Herba Chelidonii cum radice)** erwiesen. Pro Tasse gießt man 1 Teelöffel auf und trinkt täglich 3 Tassen, über den Tag verteilt, in kleinen Schlucken (etwa jede ½ Stunde). Es ist wirksamer, jede Tasse Tee frisch zuzubereiten und eine Viertelstunde ziehen lassen. Mit dieser einfachen Maßnahme wird die ärztliche Behandlung wirkungsvoll unterstützt. Aber auch die unter → KREBS angegebenen Hinweise sollten Beachtung finden.

/. Reilaß: Iscador-Injektionen durch den Arzt

MASERN

Masern lassen sich mit homöopathischen Mitteln gut kurieren. Als erstes werden kühle → BRUSTWICKEL gemacht (siehe Teil 2). Kinder bis zu zwei Jahren erhalten morgens und abends je 5, Kinder über zwei Jahre morgens und abends je 10 Tropfen

(B) **A-E-Mulsin-forte** (Mucos GmbH)

auf die Zunge. (Dieses an Vitamin A und E reiche Präparat wird in einer Tube geliefert und gleicht einer Salbe.)
Weiter sind folgende Mittel nötig:

(H) **Bryaconeel-Tabl.** (Heel),

um 8 Uhr und um 16 Uhr je 1 Tablette lutschen;

(H) **Belladonna-Homaccord, Liq.** (Heel),

um 9 Uhr und um 17 Uhr je 5 Tropfen auf die Zunge träufeln und lange im Munde behalten;

(H) **Arnica-Heel, Liq.** (Heel),

um 10 Uhr und um 18 Uhr je 6 Tropfen auf die gleiche Weise einnehmen.

/. Reilaß: **Chamomilla comp.-Kinderzäpfchen** (Weleda)

Menstruation

Zu starke monatliche Blutungen lassen sich mit Apfelessig wieder normalisieren. Dafür trinkt man täglich 4mal 1 Glas Wasser mit 2 Teelöffel Apfelessig. Diese Therapie kann den Beginn der Menstruation um einige Tage verzögern.

Ist die Periode zu schwach oder stellt sich keine Blutung ein, so ist täglich morgens nüchtern 1 Tasse **Schafgarbentee (Herba Millefolii)** zu trinken. Beim nächstenmal wird die Regel normal sein.

1. Reiland: Menodoron (Weleda)

Migräne

Da es für diese Art von Kopfschmerzanfällen diverse, heute zum Teil noch immer nicht geklärte Ursachen gibt, läßt sich auch keine einheitliche Therapie empfehlen.

Bestimmte Formen von Migräne lassen sich kupieren, wenn man ½ Teelöffel **Lindenholzkohle**, auch Lindenkohlenpulver genannt **(Carbo Tiliae)**, in etwas Wasser gelöst, einnimmt.

Ebenfalls helfen kann der regelmäßige Genuß von **Wacholderbeertee**. Für 1 Tasse werden 3 bis 4 Gramm Beeren zerquetscht und mit kochendem Wasser überbrüht. Der Tee muß etwa 5 Minuten ziehen. Davon werden täglich 3 bis 4 Tassen des warmen Tees schluckweise, über den ganzen Tag verteilt, getrunken.

Eine andere Art der Selbstbehandlung läßt sich mit **Apfelessig** durchführen. Dazu gießt man Wasser und Apfelessig zu gleichen Teilen in einen Topf und bringt das Gemisch zum Kochen. In der Zwischenzeit lutscht man 1 Teelöffel Honig. Wenn die Flüssigkeit kocht, wird der aufsteigende Dampf bis zu 100mal durch die Nase eingeatmet. Dies sollte nicht nur während eines Anfalls mehrmals, sondern auch in der Zwischenzeit, mindestens aber 1mal täglich, gemacht werden.

Aber auch → Salz-Kirsch-Wasser (siehe Teil 2), mit dem täglich abends vor dem Schlafengehen eingerieben wird, hat schon manchen Kopfschmerz für alle Zeiten geheilt.

M

Als Dauerbehandlung eignen sich der → KOPFSCHMERZ-MIGRÄNE-TEE (siehe Teil 3) und Bierhefe (Reformhaus), von der man jeweils nach dem Essen 1 Eßlöffel voll zu sich nimmt.

Jede Migränetherapie wird sehr wirkungsvoll durch den reichlichen Genuß von **Bananen**, 1 Eßlöffel **Maisöl** zu jeder Hauptmahlzeit und eine → APFELESSIGKUR (siehe Teil 2) unterstützt.

Muß man einen kommenden Anfall unterdrücken, zum Beispiel unterwegs, so nimmt man sofort bei den ersten Anzeichen einmal

Biodoron 150 mg (Weleda)

/. *Reilert*: **Lachesis D 12**

MILZLEIDEN

Milzleiden jeder Art heilt man mit einer Mischung aus 1 Teil Rettichsaft und 1 Teil Honig. Davon ist 3- bis 4mal täglich 1 Eßlöffel gestrichen voll einzunehmen. In schweren Fällen sollte die → HONIGKUR (siehe Teil 2) durchgeführt werden.

/. *Reilert*: **Cichorium D 6**

MITESSER (Komedonen)

Zur Entfernung der Mitesser bereitet man einen Brei aus Weizenkleie und dünnflüssigem Honig zu, trägt diesen abends auf die befallenen Hautstellen auf und wäscht morgens das Gesicht mit lauwarmem Wasser. Danach lassen sich die Mitesser leicht ausdrükken.

MITTELOHRENTZÜNDUNG

Es ist ratsam, bei jeder Mittelohrentzündung zum Arzt oder Heilpraktiker zu gehen, doch kann man sich, wenn notwendig, auch selbst helfen. Die Behandlung muß aber bereits am ersten Krankheitstag beginnen.

Zuerst wird, stündlich oder bei Auftreten von Schmerzen wiederholt, Zitrone ins Ohr geträufelt, nicht mehr als 3mal hintereinander; zudem werden in den ersten 2 Stunden im halbstündigen Abstand

Aconitum D 12

eingenommen. Danach genügt 3mal täglich 1 Tablette.

Empfehlenswert ist es, ein Cantharidenpflaster hinters Ohr zu kleben. Der Eiter kann dadurch nach außen abließen. Die Blase, die dabei entsteht, heilt bei Pflege mit Johannisöl gut ab.

Müdigkeit

Chronische Müdigkeit ist stets ein Warnzeichen des Körpers. Man sollte deshalb prüfen, ob man dem Körper nicht zuviel zumutet, sei es mit seinen Arbeits-, mit seinen Eß-, Trink- oder Schlafgewohnheiten.

Bekämpfen läßt sich die chronische Müdigkeit mit einer Mischung aus **schwarzer Melasse, Apfelessig** und **Honig**. 2 gehäufte Teelöffel Melasse und 4 Teelöffel Apfelessig werden in 1 Tasse gut verrührt. Danach wird die Tasse mit Honig aufgefüllt und alles gut gemischt. Von diesem Gemisch nimmt man vor dem Schlafengehen 2 Teelöffel, am Morgen nach dem Aufstehen 2 Teelöffel und vor dem Mittag- und dem Abendessen jeweils 1 Teelöffel. Außerdem gibt man 3mal täglich in einem mindestens halbstündigen Abstand von Speisen und Getränken jeweils 10 Tropfen

(H) **China-Homaccord, Liq.** (Heel)

auf die Zunge und behält die Tropfen lange im Munde.

1. *Reiland*: **Ferrum arsenicosum D 6**

Mund

Gegen einen trockenen Mund hilft das homöopathische Mittel

(H) **Magnesium carbonicum D 4, Tabl.** (DHU), von dem man täglich 3mal 1 Tablette, ½ Stunde vor dem Essen, lutscht (3 Pack.), und das folgende vom Apotheker zubereitete Gemisch:

(H) **Colchicum D 4, Dil.** (DHU)
(H) **Aconitum D 4, Dil.** (DHU) aa 10,0

M. D. S.: 3mal täglich, 1 Stunde nach dem Essen, 15 Tropfen auf die Zunge träufeln (2 bis 3 Fl.).

Dieses Mittel darf nicht zusammen mit Speisen oder Getränken eingenommen werden.
Zudem empfiehlt es sich, halbstündlich 1 Schluck Buttermilch zu trinken.

Mundgeruch

Eine einfache Methode, Mundgeruch loszuwerden, besteht darin, daß man ein Gemisch aus **Dill (Fructus Anethi), Anis (Fructus Anisi) und Fenchel (Fructus Foeniculi)** kaut. Von diesen Körnern wird 3mal täglich 1 Gramm vor den Hauptmahlzeiten so klein gekaut, daß im Munde alles verflüssigt ist, bevor man es hinunterschluckt.

Mundgeruch, der durch aufregende Ereignisse, Freude oder Ärger auftreten kann, wird am sichersten durch das Essen eines Apfels beseitigt. Hat man hingegen beim Aufstehen einen faden Geschmack im Mund oder Mundgeruch, so empfiehlt sich, jeden Morgen mit einer Mischung aus 1 Teelöffel Apfelessig und 1 Glas Wasser den Mund zu spülen und danach ½ Glas Wasser mit 1 Teelöffel Apfelessig zu trinken.

/. *Reiland*: **Lycopodium D 6**

Mund- und Rachenschleimhautentzündung

Für ein wirksames Gurgelwasser setzt man 1 gestrichenen Teelöffel **Bockshornkleesamen (Semen Foeni graeci)** in 1 Tasse kaltem Wasser an, läßt die Samen 6 Stunden ziehen und bringt anschließend alles zum Sieden. Das Wasser darf nur 1mal kurz aufwallen, danach sofort abgießen. Nach Abkühlung auf Mundwärme wird 1 gehäufter Teelöffel Honig eingerührt. Mit dieser Flüssigkeit gurgelt und spült man den Mund. Außerdem sollte man jedesmal einige Schlucke trinken.

Auch Salbeitee, zu gleichen Teilen mit Kamille gemischt und mit Honig gesüßt, ist ein heilsames Mund- und Gurgelwasser.

1. Reilad: **Apis D 3/Belladonna D 3/aa**

Muskelkrämpfe

Muskelkrämpfe verschwinden nach etwa 14 Tagen, wenn man 3mal täglich 1 Tablette

(H) **Zincum metallicum D 4, Tabl.** (DHU)

langsam im Munde zergehen läßt. Von Speisen und Getränken muß man dabei mindestens ½ Stunde Abstand halten. Außerdem sind zu jeder Mahlzeit 2 Teelöffel Honig zu lutschen. Diese Behandlung sollte nach dem Verschwinden der Beschwerden mindestens 3 bis 4 Wochen weitergeführt werden.

1. Reilad: **Magnesium phos. D 6**

Muskelschwund

Bei Muskelschwund kann eine Kräuteressenz noch viel helfen. Man schneidet dazu soviel **Hirtentäschelkraut (Herba Capsellae bursae)** klein, wie man zum knappen Füllen einer Literflasche benötigt.

M

Darüber gießt man 45prozentigen klaren Schnaps und läßt die verschlossene Flasche 14 Tage an der Sonne oder in Ofennähe stehen. Mit dem Abguß reibt man 3mal täglich die erkrankten Muskeln beziehungsweise die darüberliegenden Hautpartien ein. Da keine Unterbrechung in der Einreibung eintreten darf, muß man die nächste Flasche früh genug ansetzen.

Innerlich wendet man **Frauenmanteltee (Herba Alchemillae)** an. Pro Tasse wird 1 Teelöffel aufgegossen. Über den Tag verteilt, sind 4 Tassen langsam und schluckweise zu trinken. Ergänzend dazu wird die folgende Mischung eingenommen:

(H) **Arsenicum album D 6, Dil.**
(H) **Causticum D 6, Dil.**
(H) **Phosphor. D. 6, Dil.**   aa 10,0
(H) **Plumb. acet. D 6, Dil.**   20,0 g

M. D. S.: Vormittags und nachmittags jeweils 15 Tropfen auf die Zunge geben und lange im Munde behalten.

Von Speisen und Getränken muß ½ Stunde Abstand gehalten werden. Zucker, Schweinefleisch und -fett sind zu meiden. Eine zusätzliche → HONIGKUR (siehe Teil 2) kann zur Heilung beitragen.

/. *Reilaw*: **Hyoscyamus D 6, Plantago D 6, Primula D 6, wöchentlich abwechseln**

MUTTERMALE

Störende Muttermale können mit Rizinusöl, das die Pigmentierung aufhellt, beseitigt werden. Zu diesem Zweck trägt man jeden Abend, einige Zeit vor dem Schlafengehen, Rizinusöl auf. Bevor man zu Bett geht, tupft man das überschüssige Öl ab. Meist läßt sich schon nach 10 Tagen feststellen, daß die Farbe des Mals verblaßt.

MYKOSEN

Siehe unter → HAUTPILZERKRANKUNGEN.

N

NACHTSCHWEISS

Gute Erfolge lassen sich dabei mit Apfelessig erzielen. Vor dem Schlafengehen reibt man den ganzen Körper mit unverdünntem Essig ein. Nicht mit einem Handtuch nachtrocknen! Gleichzeitig führt man die → APFELESSIGKUR durch (siehe Teil 2) und träufelt 3mal täglich, ½ Stunde vor oder nach Speisen und Getränken, 15 Tropfen

(H) **Jaborandi-Trpf.** (Infirmarius-Rovit)

auf die Zunge. Die Tropfen lange im Munde behalten.

I. Reiland: Schwedenbitter

NAGELBETT-ENTZÜNDUNG UND -EITERUNG

Nagelbettentzündungen lassen sich gut mit Honig und Zwiebelsaft behandeln. Man mischt beides zu gleichen Teilen und macht damit Auflagen, die mit einem Mullverband bedeckt werden.

Siehe auch die Eisenkrautbehandlung unter → ABSZESS.

I. Reiland: Antimonit D 6

NAGELBRÜCHIGKEIT

Nagelbrüchigkeit und Wachstumsstörungen der Finger- und Zehennägel behebt man mit Möhrensaft. Während der Kur trinkt man 3mal täglich auf nüchternen Magen 1 Glas Möhrensaft, dem man einige Tropfen Öl oder Sahne zugegeben hat, und ißt vor jeder Mahlzeit etwas frisch geriebenen Möhrenbrei. Die Behandlung muß sich über einige Wochen hinziehen.

I. Reiland: Kieselnahrung
Equisetum D 6

N

Nase

Nichts ist wirksamer und billiger gegen eine verstopfte Nase als eine Inhalation mit Apfelessig. In einem nicht zu großen Gefäß erhitzt man etwas Apfelessig, bis er dampft. Diesen Dampf atmet man längere Zeit durch die Nase ein. Danach wird die Nase für einen Tag lang frei bleiben. Die Inhalation kann jederzeit wiederholt werden. Sollte man den Essigdampf nicht vertragen, so darf der Apfelessig zu gleichen Teilen mit Wasser verdünnt werden. Auch die Einnahme von Apfelessig, 3mal täglich 1 Teelöffel auf ½ Glas Wasser, ist zu empfehlen.

Hier sei noch ein anderes Rezept aus der Volksheilkunde erwähnt, das wirkungsvoll ist. Man besorgt sich vom Imker oder aus dem Reformhaus saubere Honigwaben, schneidet 1 Stück in der Größe von etwa 2 Quadratzentimetern ab und kaut es während etwa 20 Minuten kräftig durch. Der Rest wird ausgespuckt. Schon nach 10 Minuten kann man wieder ungehindert durch die Nase atmen. Dieser Vorgang läßt sich, ohne zu schaden, beliebig wiederholen. Zusätzlich sollte 3mal täglich nach den Hauptmahlzeiten 1 Eßlöffel guter Honig gegessen werden.

1. Reiland: **Berberis D 12**

Nasenbluten

Mit einem einfachen Trick läßt sich das oft lästige Nasenbluten unterbinden. Mit 1 Stückchen Zellstoff oder Löschblatt, etwa 1 Zentimeter breit und 4 Zentimeter lang, hoch oben zwischen Oberlippe und Schneidezähne gelegt, löst man einen Reiz aus, der die kleinen Gefäße im Bereich der normalen Riechschleimhaut zusammenzieht. Oftmals erreicht man dasselbe, wenn man irgendein Stück saugfähiges Papier in Größe einer Briefmarke *unter* die Zunge legt. Wer häufig unter Nasenbluten leidet, sollte täglich 3mal 1 Glas Wasser mit 1 Teelöffel Apfelessig trinken.

1. Reiland: **Corallium rubrum**
Stibium aa (Pulver, Weleda)

N

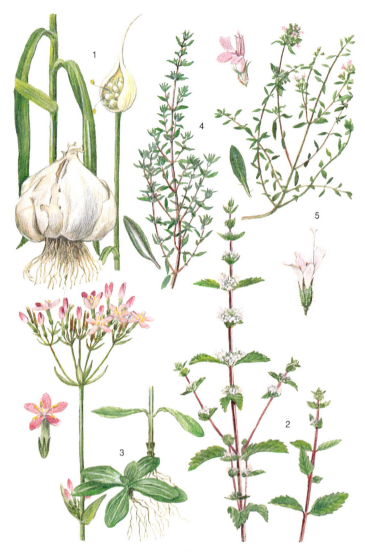

1 KNOBLAUCH *(Allium sativum L.)*
2 PFEFFERMINZE *(Mentha piperita Huds.)*
3 TAUSENDGULDENKRAUT *(Centaurium umbellatum Gilib.)*
4 THYMIAN *(Thymus vulgaris L.)*
5 QUENDEL *(Thymus serpyllum L.)*

Nasenschleimhaut

Gegen die meist schmerzhafte chronische Trockenheit der Nasenschleimhaut hilft eine Mischung verschiedener vom Apotheker hergestellter homöopathischer Mittel. Das Rezept enthält:

Rp.
(H) **Hypericum D 3, Dil.** 20,0
(H) **Sticta pulmonaria D 2, Dil.**
(H) **Nux moschata D 3, Dil.**
(H) **Kalium carbonic. D 3, Dil.** aa 10,0

M. D. S.: 3mal täglich, 1 Stunde nach dem Essen, 15 Tropfen auf die Zunge träufeln und das Mittel lange im Munde behalten (3 Fl.).

Zusätzlich tropft man in jedes Nasenloch einige Tropfen

(B) **Jod-Turipol, Liq.** (Endopharm).

Die genaue Anweisung liegt der Packung bei und ist zu beachten.

Anstelle dieses Mittels kann auch eine selbst hergestellte Nasensalbe verwendet werden:
20 g ungesalzene Butter,
4 g guten Bienenhonig und
6 g frischen Majoransaft
vermischt man gut und bestreicht damit die Nasenschleimhäute. Zusätzlich sollte man 3mal täglich ⅛ Liter frischen Möhrensaft trinken, dem man einige Tropfen Maisöl beigemischt hat.
Siehe auch unter → Schleimhautstörungen.

/. *Reiland*: **Berberis D 12**

Nervenschwäche

Mit einer Buttermilchkur lassen sich rasch und zuverlässig schwache Nerven kräftigen. Man muß dazu täglich 1 Liter frische Buttermilch und ½ Liter frische Kuhmilch in kleinen Portionen, über den

Tag verteilt, trinken sowie täglich etwa 10 süße Mandeln (ebenfalls über den Tag verteilt) gut zerkaut essen. Des weiteren lutscht man 3mal täglich 1 Tablette

(H) **Nervoheel** (Heel).

Für die Kur werden etwa 2 bis 3 Packungen benötigt.

Siehe auch unter → Nervenstärkung in Teil 2 und unter → Gemütsverstimmungen.

1. Reihe: **Magnesium phos.** D 6
Kalium phos. D 6 wochenweise abwechsen

Nierensteine, Nierenkoliken

Zur Austreibung von Nierensteinen hat sich die folgende Kur sehr gut bewährt: 3mal täglich 2

(H) **Urol-Kapseln** (Hoyer)

unzerkaut schlucken und nach dem Essen 1 Teelöffel

(B) **Nephrocystin** (ISN-GmbH)

in 1 Glas heißem Wasser oder Tee einnehmen. Außerdem legt man jeweils abends 10 Scheiben Meerrettich in 1 Glas Weißwein ein, läßt sie 10 Stunden ziehen und trinkt den Auszug am nächsten Morgen nüchtern. Allerdings können nur Steine ausgetrieben werden, die gemäß ihrer Größe den Harnleiter noch zu passieren vermögen.

Bei *Nierenkoliken* lohnt sich ein Versuch mit einer Senfbreiauflage. Meist klingt der sehr schmerzhafte Anfall damit schnell ab. Man benötigt dazu etwa 250 bis 300 Gramm gelben, zu Pulver gemahlenen Senf (Apotheke), löst ihn mit warmem Wasser zu einem streichbaren Brei und trägt ihn auf einen Mull- oder Leinenstreifen in der Größe von etwa 15 mal 20 Zentimeter auf. Diese Auflage kommt mit der Mullseite auf die Nierengegend. Auf den Senfbrei legt man eine größere, dünne Plastikfolie und darüber ein noch größeres

N

Wolltuch. Nach Abklingen der Kolik, bei starkem Brennen der Haut auch schon vorher, wird die Packung entfernt, die Haut mit temperiertem Wasser gewaschen und nach dem Abtrocknen mit einer reizlosen Hautcreme eingerieben.

Siehe auch unter → HARNSÄUREANSAMMLUNG, unter → HEUBLUMENSACK in Teil 2 und unter → NIERENSTEINE in Teil 3.

1. Reiland: heißes Bad
Mandragora D 6
Tabacum D 6

NIERENSTÖRUNGEN

Bei *ungenügender Nierenfunktion* und bei nierenbedingten *Ödemen* leistet frische Buttermilch eine wertvolle Hilfe. Davon ist täglich mindestens 3mal ½ Liter (morgens, mittags und abends) zu trinken.

Der nachfolgend beschriebene Mischsalat vermag gleichfalls die Funktion der Nieren anzuregen:

300 g geschälte rohe Zwiebeln,
300 g geschälte rohe Möhren,
300 g geschälte rohe Sellerie,
50 g geschälte rohe Edelkastanien

werden kleingehackt und mit 100 Gramm Honig und mit dem Saft von ½ Zitrone vermischt. Dieser Salat wird in 3 Portionen, jedesmal etwa 15 Minuten vor den Hauptmahlzeiten, gegessen, anfangs täglich, später 3- bis 2mal wöchentlich.

Bei *Nierenentzündungen* lassen sich erstaunliche Erfolge mit 3tägigen Apfelkuren erzielen. Während dieser Tage ißt man nichts außer reichlich rohen, ungeschälten Äpfeln. Dazu nimmt man folgende Mittel:

(H) **Albumoheel-Tabl.** (Heel) und
(H) **Juniperus-Plantaplex-Tabl.** (Steigerwald).

Die Tabletten müssen abwechselnd, im Abstand von 2 Stunden gelutscht werden, ohne daß dazu gegessen oder getrunken wird.

Auch die Auflage eines → HEUBLUMENSACKS (siehe Teil 2) ist zu empfehlen. Heublumensitzbäder mit anschließender Bettruhe wirken bei Nierenentzündung Wunder, wenn der Patient die schweißtreibende Wirkung durch reichliches Trinken von Lindenblütentee noch anregt.

Bei *Nierenvereiterung* mischt man

Labkraut (Herba Galii, aparinis)
Zinnkraut (Herba Equiseti)
Taubnessel (Flores Lamii)
Kamille (Flores Chamomillae)
Gartenthymian (Herba Thymi) aa 10,0

und gießt pro Tasse 1 gestrichenen Teelöffel auf. Davon trinkt man schluckweise ½ Tasse 30 Minuten vor jeder Mahlzeit und ½ Tasse während jeder Mahlzeit, außerdem 3 Tassen über den Tag verteilt.

Zusätzlich sind Zinnkrautsitzbäder zu machen. Dafür benützt man allerdings das hohe Zinnkraut, das fingerdicke Stengel hat und auf sumpfigen Wiesen wächst. *(Nicht für die innerliche Anwendung verwenden!)* An Medikamenten sind

Albumoheel-Tabl. (Heel) und
Juniperus-Plantaplex-Tabl. (Steigerwald),

wie bei Nierenentzündung, zu nehmen.

Diese Therapie eignet sich ebenfalls bei Schrumpfnieren.

1. Reilas: Apis D 3/Belladonna D 3   aa

NIKOTINSÜCHTIGKEIT

Menschen, die von dieser Sucht loskommen möchten, kaufen in der Apotheke getrocknete **Kalmuswurzel** (**Rhizoma Calami**) und kauen davon ständig einige kleine Stückchen. Dadurch entsteht ein

N

leichter Brechreiz mit Abneigung gegen das Rauchen. Führt man dies über eine gewisse Zeit durch, tritt bald die gewünschte Entwöhnung ein.

Eine komplette Kur findet man unter → RAUCHERSUCHT.

1. Reiland: **Tabacum D 6**

ÖDEME

Eine noch unbekannte Substanz in der Buttermilch und ihr reicher Kalziumgehalt besitzen eine starke harntreibende Wirkung, weshalb frische Buttermilch bei ödematösen Schwellungen oder bei ungenügender Nierenfunktion ein vorzügliches Heilnahrungsmittel ist. Die Behandlung sieht neben einer salzarmen Nahrung täglich mindestens 1 Liter frische Buttermilch und ½ Liter frische Kuhmilch vor, die in kleinen Portionen, über den Tag verteilt, zu trinken sind.

Wo eine schnellere Wasserausscheidung notwendig ist, kann man zusätzlich 3mal täglich 1 Tablette

(H) **Diureticum-Medice** (Medice)

einnehmen. Dieses Mittel ist, wie alle homöopathischen Medikamente, völlig unschädlich. Statt Tabletten kann man auch reichlich Möhrensaft trinken, der ebenfalls eine stark entwässernde Wirkung hat.

Weitere Hinweise sind unter → WASSERSUCHT und unter → ZWIEBELKUR in Teil 2 zu finden.

/. *Reiland*: **Kalium carbonicum D 6**

OFFENE BEINE

Siehe unter → UNTERSCHENKELGESCHWÜRE.

OHRENFLUSS

Gegen Ohrenfluß (Otorrhoe) ist folgende Behandlung notwendig: Am Vormittag und am Nachmittag trinkt man je 1 Glas Wasser mit 1 Teelöffel Apfelessig.

In das kranke Ohr wird 3mal täglich

Levisticum Ohrentropfen (Wala) oder frisches kalt gepreßtes Olivenöl handwarm eingeträufelt. Mit Zitronensaft abwechseln.

P

Periode

Siehe unter → Menstruation.

Pickel und Pusteln im Gesicht

Mit etwas Geduld lassen sich Pickel durch eine einfache Einreibung wegbekommen. Man nimmt → Knoblauchsaft (siehe Teil 2), verdünnt ihn zu gleichen Teilen mit Wasser und reibt damit täglich morgens und abends die Gesichtshaut einige Wochen lang ein. Innerlich wird diese Behandlung mit der → Melassekur unterstützt (siehe Teil 2).

Siehe auch unter → Hautleiden sowie unter → Weizenschleimkur in Teil 2.

1. Heiland: **Mercurialis perennis-Salbe (Weleda)**

R

Rauchersucht

Zur Nikotinentwöhnung gibt es eine ebenso einfache wie wirkungsvolle Kur: Während der ersten 3 Tage darf der werdende Nichtraucher nichts essen und trinken außer täglich etwa 20 rohen, ungeschälten Äpfeln. Danach erhält er *zusätzlich* zu den Äpfeln normale Kost, gleichzeitig das homöopathische Mittel

(H) **Avena sativa** ∅ **20,0** (DHU),

und zwar 5mal täglich 10 Tropfen auf die Zunge (lange im Munde behalten), und dazu den folgenden Tee:

Heidelbeere (Fructus Myrtillorum) 10,0 g
Heidelbeerblätter (Folia Myrtillorum) 10,0 g
Spitzwegerich (Folia Plantaginis) 10,0 g
Kalmus (Rhizoma Calami) 20,0 g

Abends werden 2 Eßlöffel dieses Gemischs mit 2 großen Tassen kaltem Wasser angesetzt und morgens bis kurz vor den Siedepunkt erhitzt. Dann wird der Tee abgegossen und schluckweise, über den ganzen Tag verteilt, während einer längeren Zeit getrunken. Dazu muß man ebenfalls während längerer Zeit 3- bis 4mal täglich 1 Schluck frischen Heidelbeersaft zu sich nehmen oder ständig einige Stückchen getrocknete **Kalmuswurzel (Rhizoma Calami)** kaufen. Die Kalmuswurzel erzeugt eine leichte Übelkeit und eine Abneigung gegen das Rauchen.

1. Reiland: Tabacum D 6

Reisekrankheit, Seekrankheit

1 Sträußchen frische Petersilie, das mit einer Schnur so um den Hals gehängt wird, daß das Kraut direkt über dem Brustbein auf der Haut liegt, wirkt bei Reise- und Seekrankheit Wunder. Besonders bei Kindern, die lange oder kurvenreiche Autofahrten nicht vertragen, ist diese einfache Methode angebracht. Man kann die Petersilie

R

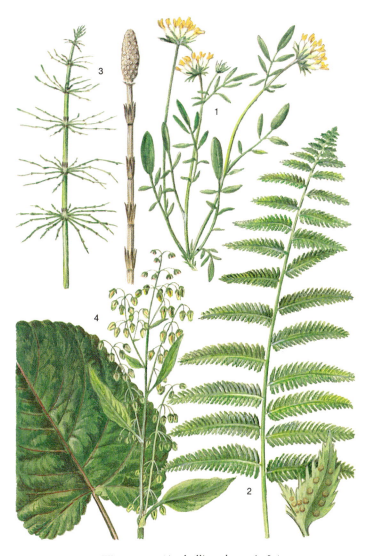

1 WUNDKLEE *(Anthyllis vulneraria L.)*
2 WURMFARN *(Dryopteris filix-mas [L.] Schott.)*
3 ACKERSCHACHTELHALM *(Equisetum arvense L.)*
4 ALPENAMPFER *(Rumex alpinus L.)*

auch in einem dünnen Stoffbeutelchen über der Magengegend anbringen.

Zur dauerhaften Ausheilung dieses Übels eignen sich

(H) **Gelsemium-Plantaplex-Tabl.** (Steigerwald).

Davon muß man 3mal am Tag, ½ Stunde vor dem Essen, 1 Tablette lutschen (2 bis 3 Pack.).

1. Reiland: Veratrum D 12

RHEUMATISMUS

Mit einem **Farnkrautbett** lassen sich rheumatische Schmerzen rasch lindern. Man schneidet dafür im Frühsommer, nach einem Regen, Waldfarnkraut dicht über der Wurzel ab und läßt es im Schatten trocknen. Das trockene Kraut füllt man in einen Sack und legt ihn anstelle der Matratze ins Bett, bis das Rheuma verschwunden ist. Von Zeit zu Zeit muß der Farn erneuert werden.

Farnwurzelpackung: Bei schwerem Gelenkrheuma, vor allem bei Erkrankungen der großen Gelenke, verwendet man die **Wurzeln** des Farnkrautes. Sie werden ausschließlich im Hochsommer, 1 bis 2 Tage nach einem Regen, ausgegraben. Die daran haftende Erde darf nur abgeschüttelt, *nicht abgewaschen* werden. Die frischen *nicht trockenen* Wurzeln werden mit einem kleinen Beil zerkleinert und dann zerquetscht. Den Brei wickelt man in ein angefeuchtetes Leinentuch und legt ihn, am besten nachts, auf das schmerzende Gelenk. Die Packung fixiert man mit elastischen Binden, nachdem man sie zuvor mit etwas dünnem Plastik abgedeckt hat. Schmerzhafte rheumatische oder gichtische Anfälle lassen sich mit heißen, aufgeweichten Leinsamenpackungen (im Beutel) schnell lindern.

Einreibungen schmerzender Gelenke mit **Wacholderöl** (Apotheke) sind tiefgreifend in ihrer Wirkung und beheben oftmals sehr rasch die entzündlichen Gelenkleiden.

Auch frisch gepreßter Karottensaft ist für den Gicht- oder Rheumakranken heilsam. Jeweils am Vor- und am Nachmittag ist 1

R

Tasse davon zu trinken. Gleichzeitig nimmt man 3mal täglich 2 Dragées

(B) **Wobenzym-Drg.** (Mucos GmbH), unzerkaut ½ Stunde vor dem Essen. Auch mit **Löwenzahnsaft** (Reformhaus), 3- bis 4mal täglich 1 Eßlöffel voll über mehrere Wochen genommen, läßt sich das Rheuma vertreiben.

Der tägliche Genuß von Bananen unterstützt jede Rheuma- und Gichtbehandlung wirkungsvoll.

Bei rheumatischen Schmerzen in Beinen und Füßen hilft täglich eine mehrfache Einreibung mit Zwiebelsaft oder mit → SALZ-KIRSCH-WASSER (siehe Teil 2).

Eine spezielle Kur gegen Rheuma und Gelenkschmerzen erfordert zwar ein exaktes Einhalten der Vorschrift, ist aber um so erfolgreicher. Sie wird wie folgt durchgeführt:

Morgens nüchtern wird 1 Tasse **Zinnkrauttee (Herba Equiseti)** getrunken: pro Tasse 1 gehäuften Teelöffel aufgießen, 1mal kurz aufkochen, 10 Minuten ziehen lassen, abgießen und schluckweise trinken.

Abends vor dem Schlafengehen trinkt man 1 Tasse **Ehrenpreistee (Herba Veronicae)**: pro Tasse 1 Teelöffel aufgießen und langsam, schluckweise, trinken.

3mal täglich führt man die → APFELESSIGKUR durch (siehe Teil 2), nur nimmt man statt der angegebenen 2 Teelöffel jedesmal 5 Teelöffel Apfelessig. Diese für die Kur unerläßliche Flüssigkeitsmenge sollte zusätzlich zu den üblichen Morgen- und Abendgetränken eingenommen werden. Außerdem sind an Medikamenten zu nehmen:

(H) **Rhus-tox.-Plantaplex-Tabl.** (Steigerwald),

3mal täglich, ½ Stunde vor dem Essen, während mindestens 10 Wochen 1 Tablette *lutschen*;

(H) **Dolichos-Plantaplex-Tabl.** (Steigerwald) und
(H) **Rheumaheel-Tabl.** (Heel),

3mal täglich, 1 Stunde nach dem Essen, während etwa 10 bis 12 Wochen je 1 Tablette gleichzeitig *langsam im Munde zergehen lassen.*

Zur Einreibung verwendet man → SALZ-KIRSCH-WASSER (siehe Teil 2). Während dieser Kur sind alle zuckerhaltigen Speisen und Getränke sowie Schweinefleisch und -fett in jeder Form verboten.

/. *Rheilas*: **Ferrum D 6, D 12, D 30** wöchentlich abwechseln

Bei *Gicht* ist zusätzlich 3mal täglich

Mandragora D 6

zu nehmen.

Siehe auch unter → GICHT und unter → HARNSÄUREANSAMMLUNG.

RÜCKENSCHMERZEN

Warme Heublumenauflagen wie der → HEUBLUMENSACK (siehe Teil 2) lassen die Schmerzen bald abklingen. Zusätzlich wird die schmerzende Rückenpartie morgens und abends mit

(B) **Rosmarinöl** eingerieben.

Treten die Rückenschmerzen wiederholt auf, macht man mehrmals Heublumensitzbäder (Herstellung wie beim → SCHWITZBAD; siehe Teil 2) und nimmt 3mal täglich

Aurum D 6

RUHRARTIGE ERKRANKUNGEN

Bei ruhrartigen Erkrankungen hilft schnell und sicher ein Gemisch aus

1 rohen Eidotter,
2 Messerspitzen frischer Butter,

R

½ Teelöffel zerstoßenen Kümmel und dem Saft von 7 großen rohen Zwiebeln. Davon nimmt man täglich, etwa alle 3 Stunden, 5 Eßlöffel. Medikamentös unterstützt man die Kur mit

(H) **Rheum-Trpf.** (Infirmarius-Rovit).

Im akuten Zustand werden stündlich 5 Tropfen, nach Besserung 3mal täglich 10 bis 15 Tropfen (je nach Alter) direkt auf die Zunge geträufelt und im Munde verrieben. Bei schweren Fällen oder wenn die Umstände eine schnelle Gesundung erfordern, läßt man sich von seinem Behandler täglich 1mal intravenös 1 Injektion

(H) **Veratrum-Homoaccorol** (Heel)

verabfolgen. Diese Injektion ist völlig unschädlich und wirkt überraschend schnell.

Die Kost sollte ausschließlich aus Bananen bestehen. Aber auch eine Apfelkur (siehe unter → DARMREINIGUNG in Teil 2) bringt den gewünschten Erfolg.

/. *Reiland*: **Sulfur D 6**

S

SCHILDDRÜSEN-ÜBERFUNKTION

Eine vorzügliche Maßnahme dagegen ist die → BITTERMANDELKUR (siehe Teil 2), mit der sich oftmals Wunder erzielen lassen. Auch der tägliche Genuß frischer Zwiebeln ist sehr wirkungsvoll.

1. Reiland: Fluoratum D 6

SCHLAFLOSIGKEIT

Mit einfachen Methoden und Mitteln kommt man sehr schnell wieder zu einem gesunden Schlaf und damit von den oftmals schädlichen Pillen los. Nötig sind weiter nichts als einige Heilkräuter.

Für das *Schlummerbad* benötigt man 2 Handvoll **Lindenblüten (Flores Tiliae)**, die man in einen ausgedienten Nylonstrumpf füllt, ihn zubindet und in die Badewanne legt. Das Badewasser läßt man mit 40 Grad einlaufen. Ist es auf 38 Grad abgekühlt, steigt man ins Bad und bleibt entspannt 20 Minuten liegen. Danach reibt man den Körper mit dem gefüllten Nylonstrumpf trocken.

Auf keinen Fall abduschen, eventuell leicht mit einem Handtuch nachtrocknen und sofort ins Bett gehen!

Für den *Schlaftee* braucht man:

    Baldrianwurzel (Radix Valerianae)   30,0 g
    Hopfen (Flores Humuli lupuli)   30,0 g
    Johanniskraut (Herba Hyperici)   20,0 g
    Brombeerblätter (Folia Rubi fruticosi)   20,0 g

Von den gut gemischten Kräutern gießt man 1 gehäuften Teelöffel pro Tasse auf und trinkt diese Menge am Vormittag schluckweise. Nachmittags setzt man den Tee mit kaltem Wasser an, läßt ihn mindestens 3 Stunden ziehen und erhitzt alles bis kurz vor den Siedepunkt. Nach dem Abgießen wird der Tee 1 Stunde vor dem Schlummerbad schluckweise getrunken.

Auch Mandeln können Schlafstörungen beheben. Man nimmt dazu 20 Gramm süße Mandeln, die in einer Kaffeemühle fein gemahlen und einem Glas leicht angewärmter Milch beigegeben werden. Dieses Gemisch wird schluckweise, 1 Stunde vor dem Schlafengehen, getrunken.

Eine gleichfalls einfache und angenehme Methode sind je 2 Teelöffel Honig und Apfelessig, die, einem Glas Wasser beigegeben, vor dem Zubettgehen schluckweise getrunken werden. Ein weiteres Glas mit der gleichen Mischung stellt man auf dem Nachttisch bereit. Falls man nachts aufwacht und nicht wieder einschlafen kann, trinkt man dieses Glas leer.

Auch kalte → WADENWICKEL (siehe Teil 2) können Schlafstörungen beheben.

Chronische Schlaflosigkeit heilt man am besten mit der → HONIGKUR (siehe Teil 2). In vielen Fällen genügt es aber schon, zum Nachtessen (das nicht nach 19 Uhr einzunehmen ist) 1 Teelöffel Honig zu lutschen.

Ein weiteres Teerezept befindet sich in Teil 3.

/. *Reiland*: **Coffea D 12**

Schleimhaut-störungen

Bei Entzündungen der Magen- oder Darmschleimhaut, der Augenschleimhäute, bei funktionellen Störungen oder ungenügenden Leistungen der Magendrüsen, bei Durchfall, bei Störungen oder Eintrocknung der Nasenschleimhäute oder bei Geruchsverlust kann man sich recht gut mit Möhrensaft und Möhrenbrei helfen. Es genügt, täglich ⅛ Liter frisch gepreßten Möhrensaft (Karottensaft) zu trinken und vor jeder Mahlzeit ein wenig frischen Karottenbrei zu essen. Voraussetzung für den Erfolg ist etwas Geduld.

/. *Reiland*: **Kamillentee**
Antimonit D 6

Schluckauf

Eine einfache Methode, den lästigen Schluckauf (Singultus) schnell loszuwerden, ist das laute Mitzählen. Meist ist der Schluckauf verschwunden, wenn man bei 15 angelangt ist. Auch 1 Teelöffel Apfelessig, unverdünnt eingenommen, kann sofort helfen.

Eine andere rasch wirkende Maßnahme ist das Trinken von Zuckerwasser. Man löst eine reichliche Menge Zucker in etwas heißem Wasser auf und trinkt diese Lösung warm. Danach läßt man 3 Teelöffel Zucker im Mund zergehen. Dieses übersüße Verfahren hilft gewöhnlich sofort.

Kommt aber der Schluckauf, besonders bei älteren Menschen, verhältnismäßig oft vor, so könnte dies ein Hinweis auf tiefere Ursachen in Form einer beginnenden inneren Störung sein. Dem unbekannten Grundübel kann man zu Leibe rücken, indem 1 Monat lang jeden Morgen nüchtern 1 **Gewürznelke** und nach dem Essen 1 Stückchen **Zitwerwurzel** (**Radix Zedoariae**) gekaut wird. Mit dieser Methode werden sowohl der Schluckauf als auch dessen tiefere Ursache kuriert.

/. *Reiland*: **Magnesium phos. D 6**

Schnupfen

Ein *beginnender* Schnupfen läßt sich auf sehr wirksame Art und Weise mit einem Fußbad kupieren. Man gibt 1 Handvoll Kochsalz in eine Schüssel heißes Wasser. Das Wasser soll den Füßen, die man in die Schüssel stellt, nur bis unter die Knöchel reichen. Sobald das Wasser abgekühlt ist, gießt man heißes nach, bis die Knöchel bedeckt sind. Nach etwa 10 Minuten nimmt man einen Fuß heraus, trocknet ihn oberflächlich ab und reibt mit 1 bereitliegenden geschälten Zwiebel, die erst jetzt durchgeschnitten wird, die Fußsohle kräftig mit der Schnittfläche ein. Nachdem man einen Wollstrumpf übergezogen hat, verfährt man mit dem anderen Fuß ebenso. Danach trinkt man 1 Schnapsgläschen → Zwiebelweingeist (siehe Teil 2).

S

Bekannt für ihre gute Wirkung sind auch Inhalationen mit Kamillendämpfen oder mit Pflanzenölen, wie zum Beispiel mit

China-Minz-Öl (Infirmarius-Rovit).

Eine leider wenig bekannte, aber bei beginnendem Schnupfen sehr erfolgreiche Methode ist die folgende: Man träufelt 3 Tropfen

(H) **Camphora D 1, Dil.** 10,0 (DHU)

auf den Handrücken und leckt das Medikament ab. Dies wiederholt man alle 15 Minuten. Sobald eine Besserung eintritt, genügt eine stündliche Anwendung.

Chronischer Schnupfen muß langsam ausgeheilt werden. Statt die Ausscheidung mit Chemotherapeutika (Sprays) zu unterdrücken, sollte sie angeregt und verstärkt werden. Hier sind gleichfalls Dampfinhalationen mit Kamille oder Zwiebeln, Taubnessel, Schachtelhalm (auch als Zinnkraut bekannt), wilder Malve oder Salbei angebracht. Auch Nasenspülungen mit Glyzerin sind beim chronischen Schnupfen recht heilsam. Man besorgt sich dazu einen 30-Kubikzentimeter-Nasenspüler (Apotheke), der mit lauwarmem Wasser und 10 Tropfen Glyzerin gefüllt wird. Damit spült man mit hochgehaltenem Kopf jedes Nasenloch. Um sich nicht zu verschlucken, hält man die Luft an und den Mund offen. Täglich sind 2 bis 3 Spülungen je Nasenloch nötig.

Zu diesen beiden Methoden gehört das tägliche Lutschen 1 Tablette

(H) **Luffa D 12, Tabl.** 10,0 (DHU)

vor dem Schlafengehen.

Möchte man, um besser schlafen zu können, über Nacht die Nasenschleimhäute abschwellen, so ist dafür

Gencydo-Nasensalbe (Weleda)

zu empfehlen. Eine Dosis genügt für die ganze Nacht.

Siehe auch unter → KOPF-DAMPF-INHALATIONEN in Teil 2.

S

Bakterientötend und *durchblutungsfördernd* für die Nasenschleimhäute wirken tägliche Inhalationen mit einem Gemisch aus **Thymian (Herba Thymi)** und **Rosmarin (Folia Rosmarini)**.

Pro Tasse wird je 1 gehäufter Teelöffel überbrüht. Man läßt den Tee 2 Minuten ziehen und beginnt dann mit verhülltem Kopf die Inhalation.

1. Reilass: Berberis D 12

SCHULSCHWIERIGKEITEN

Schwierigkeiten der Kinder in der Schule sind oft nur eine Frage der Ernährung. Die Leistungen lassen sich mit 1 Apfel täglich und dem Oslo-Frühstück (siehe Teil 2) sehr verbessern. Vergeßliche und unkonzentrierte Kinder lassen zusätzlich 3mal täglich 1 bis 2 Tabletten

(H) **Kalium-phosphoricum-Oligoplex®-Tabl.** (Madaus)

vor dem Essen im Munde zergehen.

Von Speisen und Getränken ½ Stunde Abstand halten.

SCHUPPENFLECHTE (Psoriasis)

Zur Beseitigung der bei dieser Krankheit vorliegenden Stoffwechselstörung ist unbedingt die → MELASSEKUR oder die → HONIGKUR (siehe Teil 2) durchzuführen.

Die nachstehenden Kräuteranwendungen sind oftmals ausschlaggebend für den Erfolg einer Psoriasisbehandlung, weshalb sie in jedem Falle durchgeführt werden sollten.

1. 2mal wöchentlich ist ein → HEUBLUMENBAD zu nehmen (siehe Teil 2).

2. Jeden Abend sind die erkrankten Hautpartien mit einem Absud von **Eichenrinde (Cortex Quercus)** zu baden oder mit Auflagen

S

gut zu befeuchten. Dafür wird die Eichenrinde 6 Stunden in kaltem Wasser angesetzt, dann kurz aufgekocht und sofort abgegossen. Für 1 Tasse Wasser wird 1 gehäufter Teelöffel benötigt.

3. Vom nachstehenden Teegemisch ist 3mal täglich 1 Tasse zu trinken:

> Brennessel (Folia Urticae) 30,0 g
> Zinnkraut (Herba Equiseti) 20,0 g
> Schafgarbe (Herba Millefolii) 15,0 g
> Schöllkraut (Herba Chelidonii) 15,0 g
> Eichenrinde (Cortex Quercus) 10,0 g
> Wacholder (Herba Juniperi) 5,0 g
> Stiefmütterchen (Herba Violae tricoloris) 5,0 g

Pro Tasse Wasser wird 1 gehäufter Teelöffel benötigt. Der Tee wird für 6 Stunden in kaltem Wasser angesetzt, dann bis zum Siedepunkt erhitzt, 10 Minuten ziehen gelassen und abgegossen.

4. Zur raschen Entgiftung des Organismus ist zusätzlich die → WEIZENSCHLEIMKUR während 5 Tagen durchzuführen (siehe Teil 2). Von den dort angegebenen Tees kann der Magen-Darm-Tee in einem Abstand von mindestens 2 Stunden zum vorstehenden Tee getrunken werden.

Jeder Genuß von Zucker und zuckerhaltigen Speisen oder Getränken während der Kur ist verboten.

1. Reiland: **Lycopodium D 30, Lachesis D 30, Natrium muriaticum D 30 wöchentlich abwechseln**

SCHWÄCHE

Die → HONIGKUR (siehe Teil 2) und die beiden folgenden unschädlichen Mittel helfen bei einer körperlichen Schwäche am besten.

(H) **China-Homaccord, Liq. 30,0** (Heel),

3mal täglich, ½ Stunde vor dem Essen, je 10 Tropfen auf die Zunge geben (2 bis 3 Fl.);

(H) **Calcium-Tabl.** (Infirmarius-Rovit), 3mal täglich 2 Tabletten während der Mahlzeiten zerkauen (5 Pack.).
Die Behandlung darf nicht zu früh abgebrochen werden.
Sollte der Kreislauf bereits gelitten haben, sind noch 3mal täglich 15 Tropfen

(H) **Camphora-Trpf.** (Infirmarius-Rovit)

auf die Zunge zu träufeln und lange im Munde zu behalten. Bei akuter Kreislaufschwäche werden halb- bis einstündlich 10 Tropfen eingenommen. Am schnellsten helfen allerdings

(H) **Asthenie-Inj.** (Infirmarius-Rovit),

die man sich von seinem Behandler intramuskulär verabreichen läßt, und zwar in den ersten 3 Tagen täglich, danach für einige Tage jeden zweiten Tag eine Injektion.

Siehe auch unter → ALTERSSCHWÄCHE und unter → NERVENSCHWÄCHE.

1. Reihe: Prunus spinosa D 6
Magnesium phos. D 6
Kalium phos. D 6, wöchentlich abwechseln

SCHWANGERSCHAFTS-STÖRUNGEN

Kommt es bei einer Frau, die gern ein Kind möchte, wiederholt zur **Fehlgeburt**, so läßt sich mit einem echten Naturheilmittel Abhilfe schaffen. Was immer auch die Ursache der Schwangerschaftsunterbrechung sein mag – die **Hainbuche** kann helfen.

Im Frühjahr, wenn die Blätter noch klein sind, holt man die jungen Triebe der Hainbuche und kocht die grünen, frischen Zweigspitzen mit den Blättern in frischer Kuhmilch. Nach dem Abseihen wird daraus mit etwas Mehl und einigen Eiern eine Suppe gekocht, die täglich 1mal während einiger Wochen zu essen ist. Damit wird die nächste Schwangerschaft gewiß gut verlaufen.

S

Die Hainbuche ist auch als Zaun- und Heckenstrauch bekannt. An kurzen Stielen wachsen stets drei Blättchen, deren Ränder stark gezackt sind und deren Rippen deutlich hervortreten.

/. *Reilands*: **Kupfersalbe** (Weleda)
abends auf den Unterleib fein auftragen

Schwangerschaftserbrechen hört nach kurzer Zeit auf, wenn die folgende Therapie mit der homöopathischen Mischung angewandt wird;

Rp.
Asarum D 3, Dil.
Apomorph. hydrochlor. D 4, Dil.
Cerium oxal. D 8, Dil.
Ipecacuanha D 3, Dil.
Veratrum alb. D 4, Dil.   aa 10,0

M. D. S.: 3mal täglich, ½ Stunde vor dem Essen, 15 Tropfen auf die Zunge geben und lange im Munde behalten (2 Fl.).

Etwa 1 Stunde nach dem Essen lutscht man 3mal täglich 1 Tablette

(H) **Gelsemium-Plantaplex, Tabl.** (Steigerwald)

und behält sie lange im Munde (3 Pack.). Außerdem kann mehrmals täglich 1 Zäpfchen

(B) **Vomitusheel-Supp.** (Heel)

in den Darm eingeführt werden.

/. *Reilands*: **Cerit D 8-Injektionen** (Weleda) **durch den Arzt**

Unfruchtbarkeit der Frauen ist zwar nicht ganz einfach zu beheben, doch lohnt sich ein Versuch mit den folgenden Mitteln. Man mischt zu gleichen Teilen **weiße Taubnessel (Flores Lamii albi)** und **Frauenmantel (Herba Alchemillae)**, übergießt 1 gehäuften Teelöffel des Gemischs mit 1 Tasse kochendem Wasser und läßt den Tee etwa 3 bis 5 Minuten ziehen. Am Morgen und am Abend trinkt man schluckweise je 1 Tasse.

Außerdem bereitet man einen Rosmarinwein zu. Dafür benötigt man 70 Gramm **Rosmarinblätter (Folia Rosmarini)** und 1 Liter guten Weißwein. In einer etwas größeren Flasche läßt man den Wein an einer warmen Stelle 4 bis 5 Tage ziehen. Danach wird der Extrakt filtriert.

Vom Rosmarinwein wird 1 Stunde vor jeder Hauptmahlzeit 1 Schnapsgläschen getrunken.

Diese Maßnahmen unterstützen drei biologische Mittel:

(H) **Apis-Homaccord, Liq.** 30,0 (Heel),

um 9 Uhr und um 15 Uhr je 10 Tropfen (3 Fl.).

(H) **Gynäcoheel, Liq.** 30,0 (Heel),

um 10 Uhr und um 16 Uhr je 10 Tropfen (3 Fl.).

(H) **Hormeel, Liq.** 30,0 (Heel),

um 11 Uhr und um 17 Uhr je 8 Tropfen (3 Fl.).

Die Tropfen müssen direkt auf die Zunge geträufelt, lange im Munde behalten und mit der Zunge in die Schleimhäute gerieben werden. Die Kur ist mindestens 10 bis 12 Wochen fortzusetzen.

1. Reiland: Menodoron (Weleda)

Schweissfüsse, Schweisshände

Schweißnasse Füße und Hände werden mit **Bockshornkleesamen (Semen Foeni graeci)** behandelt. Man setzt dazu 12 gehäufte Eßlöffel in 1 Liter kaltem Wasser an und läßt die Samen 6 Stunden einweichen. Danach wird die Flüssigkeit zum Sieden gebracht. Nachdem das Wasser 1mal kurz aufgewallt ist, wird der Absud abgegossen.

Nach genügender Abkühlung werden darin die Füße oder Hände ½ Stunde gebadet. Diese Behandlung hat täglich mit einem stets neuen Absud zu erfolgen.

Ebenso erfolgreich ist die folgende Methode: Je 2 gehäufte Eßlöffel **Eichenrinde (Cortex Quercus), Weidenrinde (Cortex Salicis)** und **Walnußblätter (Folia Juglandis)** werden über Nacht in 2 Liter kaltem Wasser angesetzt und morgens erhitzt. Nach kurzem Aufwallen wird der Absud abgegossen. Nach Abkühlung werden darin die Hände oder Füße täglich mindestens 4mal gebadet. Innerlich unterstützt man die Behandlung mit

(H) **Jaborandi-Trpf.** (Infirmarius-Rovit),

wovon 3mal täglich 15 Tropfen auf die Zunge zu träufeln und lange im Munde zu behalten sind.

1. Reilad: **Salbeitinktur 3 x 30 Tropfen oder Salbeitee**

SCHWINDEL

Was auch immer die Ursachen der Schwindelanfälle sein mögen, mit der folgenden Kur läßt sich dieses unangenehme Gefühl meist rasch und gänzlich beseitigen.

Grundlage der Behandlung ist die → APFELESSIGKUR (siehe Teil 2). Es ist 3mal täglich 1 Glas langsam und schluckweise (etwa über ½ Stunde verteilt) zu trinken. Dazu nimmt man folgende Mittel:

(H) **Camphora-Trpf.** (Infirmarius-Rovit),

3mal täglich, ½ Stunde vor den Mahlzeiten, 15 Tropfen auf die Zunge geben, und

(H) **Vertigoheel-Tabl.** (Heel),

3mal täglich, 1 Stunde nach dem Essen, 1 Tablette lutschen. Diese Behandlung, zu der eine reichliche Flüssigkeitszufuhr gehört (mindestens 2 bis 3 Liter täglich), muß nach der Besserung noch während etwa 3 Wochen fortgesetzt werden. Gleichzeitig sollte man regelmäßig den Blutdruck kontrollieren.

1. Reilad: **Tabacum D 12**

Schwitzen

Übermäßige Schweißbildung ist nicht nur für den Betroffenen unangenehm. Um den üblen Geruch zu verhindern, werden heute meist Deodorants angewandt, die aber den physiologischen Erfordernissen des Körpers nicht gerecht werden. Völlig unschädlich, preiswert und wirksam ist hingegen **Salbeisaft** (Reformhaus). Man macht damit in der auf der Packung vorgeschriebenen Weise eine Kur über mehrere Wochen. Dazu gibt man 3mal täglich, ½ Stunde vor oder nach dem Essen, 15 Tropfen

(H) **Jaborandi-Trpf.** (Infirmarius-Rovit),

auf die Zunge.

Für Waschungen ist **Banner-Seife** zu empfehlen, da sie in der Lage ist, augenblicklich den Schweißgeruch zu nehmen.

Seekrankheit

Siehe unter → Reisekrankheit.

Seitenstechen

Seitenschmerz oder Seitenstechen tritt oftmals ohne tiefere Ursachen auf und ist weder diagnostisch noch therapeutisch richtig zu erfassen. Man kann sich aber schnell und einfach davon befreien. In ½ Liter Wasser kocht man 3 gehäufte Teelöffel ganze **Leinsamenkörner** so lange, bis sich eine sulzig-schleimige Flüssigkeit gebildet hat. Nach dem Abgießen der Körner (es wird nur das schleimige Kochwasser verwendet) tränkt man 1 **Leinenlappen** in der Flüssigkeit und legt ihn warm auf die schmerzende Seite. Dies wird mehrmals am Tag wiederholt. Man muß jedoch die Flüssigkeit stets neu erwärmen. Die Auflage bleibt liegen, bis sie unangenehm kalt oder zu trocken geworden ist.

1. *Reiland*: **Wegwartentee schluckweise**

Sexuelle Schwäche des Mannes

50 Gramm **Kalmuswurzel (Rhizoma Calami)** werden in 2½ Liter reinem Apfelmost kalt angesetzt und in einer verschlossenen Flasche aufbewahrt. Nach 6 Wochen trinkt man dann täglich ¼ Liter, schluckweise über den ganzen Tag verteilt. Nach weiteren 6 Tagen seiht man die Flüssigkeit durch ein Sieb und gibt sie ohne die Wurzelteile wieder in die Flasche zurück. Dieser Rest wird in den nächsten 4 Tagen wie zuvor ausgetrunken.

Wer noch mehr Potenz benötigt, kann gleichzeitig einen Tee aus folgender Mischung trinken:

Leinkraut (Herba Linariae cum floribus) 8,0 g
Isländisches Moos (Herba Cetrariae islandicae) 8,0 g
Melisse (Folia Melissae) 8,0 g
Walnußblätter (Folia Juglandis) 10,0 g
Knabenkraut-Wurzelhülle (Tuberae salep) 16,0 g
Potenzholz (Lignum Muriae) 25,0 g
Potenzrinde (Cortex Yohimbae) 25,0 g

Von diesem Kräutergemisch wird abends 1 gehäufter Teelöffel in 1 Tasse kaltem Wasser angesetzt, morgens erhitzt man alles (vor dem Sieden vom Feuer nehmen) und gießt ab. Diesen Tee trinkt man jeden Morgen vor dem Frühstück in kleinen Schlucken. Desgleichen setzt man am Morgen neuen Tee für den Abend an, der vor dem Schlafengehen getrunken wird.

Ist die Potenz durch Krankheit, körperliche Schwäche oder psychische Belastung geschwunden, so nimmt man 3mal täglich 15 Tropfen

(H) **Avena sativa** ⌀ (DHU).

Das Mittel wird aus der Flasche direkt auf die Zunge geträufelt und lange im Munde verrieben, bevor es geschluckt wird (2 bis 3 Fl. zu

10,0). Zusätzlich nimmt man 3mal am Tag 1 Teelöffel → Zwiebelsirup (siehe Teil 2).

Wer keine Angst vor Spritzen hat, kann die folgende hervorragende Injektionskur durchführen:

(B) **Asthenie-Inj.** i. m. (Infirmarius-Rovit),
(H) **Angstneurose-Inj.** i. v. (Infirmarius-Rovit).

Beide Injektionspräparate haben sich bei der Behandlung der Impotenz ausgezeichnet bewährt. Die erste Injektion muß intramuskulär, die zweite intravenös verabfolgt werden, und zwar so, daß die Präparate täglich abgewechselt werden. Auch bei dieser Therapie wird das obenerwähnte homöopathische Medikament genommen.

Die Zusammenhänge zwischen Ernährung und körperlichem Verlangen spielen bei der Impotenz eine große Rolle.

Amerikanische Wissenschaftler fanden heraus, daß schwere und fette Speisen, zu viele Süßigkeiten und Mehlspeisen den Mann träge machen und die Lust auf die Liebe töten. Hingegen regen roter Pfeffer und Vanille enorm an und führen zu sexuellem Verlangen. Ein besonderer Potenzstärker unter den Gewürzen ist der Knoblauch, der bei verschiedenen asiatischen Völkern zur Verbesserung der lokalen Durchblutung verwendet wird. Auch werden damit die Genitalien eingerieben, um die Ausdauer zu verlängern.

Es ist wichtig zu wissen, daß jede Impotenz auf eine beginnende Zuckerkrankheit hinweisen kann. Der Betroffene sollte sich deshalb auf Diabetes untersuchen lassen.

Sodbrennen

Das Kauen von Wacholderbeeren vertreibt rasch das lästige Sodbrennen, dessen Ursache oft eine Übersäuerung des Magens ist. Allerdings besteht dieser Säureüberschuß bei den meisten Menschen nicht aus Magensäure, wie stets angenommen wird, sondern vielmehr aus Gärungssäure, die eine Folge von mangelnder Magensäure ist. Der Speisebrei wird nicht mehr genügend mit Magensäure

S

angereichert und beginnt durch die längere Verweildauer im Magen zu gären.

Wird man unterwegs von Sodbrennen geplagt, so schafft eine einfache Methode Abhilfe. Man sammelt im Mund den Speichel und schluckt ihn erst, wenn eine größere Menge beisammen ist. Dies wird so lange wiederholt, bis das Sodbrennen verschwunden ist.

Schneller und wirkungsvoller als jedes chemische Präparat vertreibt ¼ Liter Möhrensaft und das Kauen von Fenchelsamen das Brennen. Bei ungenügender Produktion von Magensäure ist es notwendig, die Tätigkeit der Magendrüsen durch Einnahme von Bittermitteln wieder anzuregen.

Hierfür eignen sich zum Beispiel

Schwedenbitter

(B) **Ventrimarin-Trpf.**, 50,0 (Steigerwald),

wovon man 3mal am Tag, kurz vor dem Essen, 20 Tropfen auf die Zunge träufelt oder in ganz wenig Wasser einnimmt (4 bis 5 Fl.).

/. *Reiland*: Johanniskraut in Olivenöl

Sommersprossen

Die Volksheilkunde bietet verschiedene Methoden an, um die Sommersprossen zu beseitigen. Bei einem alten Verfahren werden 4 frische Petersilienbüschel mit ¼ Liter kochenden Wasser überbrüht und nach 15 Minuten abgegossen. Mit dem Absud werden die Sommersprossen 3mal am Tag betupft. Eine andere Methode erfordert, daß man 1 mittelgroße rote Zwiebel fein schneidet, in 1 Tasse gibt und diese mit Apfelessig auffüllt. Das Ganze läßt man gut zugedeckt stehen und gießt nach 3 Tagen ab. Die Behandlung ist gleich wie bei der ersten Methode.

Auch tägliche Einreibungen mit Rizinusöl werden lobend erwähnt. Man reibt das Gesicht etwa 2 Stunden vor dem Schlafengehen gründlich ein und tupft, bevor man zu Bett geht, das überschüssige Öl ab.

S

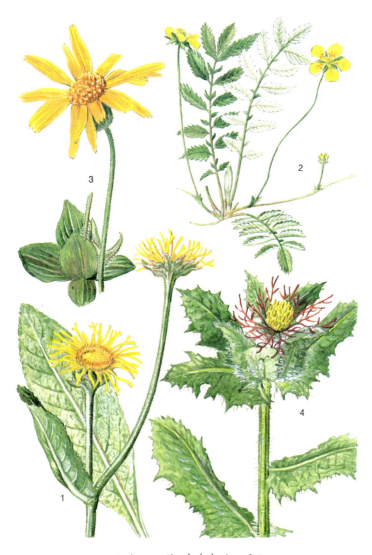

1 ALANT *(Inula helenium L.)*
2 ANSERINE *(Potentilla anserina L.)*
3 ARNIKA *(Arnica montana L.)*
4 BENEDIKTENKRAUT *(Cnicus benedictus L.)*

Ein gutes Mittel gegen Sommersprossen ist auch eine Salbe aus Traubenblüten und Butter. Die Blüten werden frisch gepflückt und in frischer ungesalzener Butter ausgeprasselt.

1. Beilage: Chelidonium D 6

SONNENALLERGIE

Eine unangenehme Allergie, die eigenartigerweise fast nur bei Frauen auftritt, ist die Sonnenallergie. Sie geht mit Rötung der Haut, Bläschenbildung und häufig mit entsetzlichem Juckreiz einher und wird bereits durch einen kurzen Aufenthalt in der Sonne ausgelöst. Mit

Hypericum D 6

kann man aber diese Überempfindlichkeit recht gut hemmen. Allerdings sollte man schon fünf Tage vor Beginn der Urlaubsreise mit der Einnahme beginnen.

SONNENBRAND

Sonnenbrand erzeugt nicht nur Brennen und unter Umständen starken Schmerz, er kann auch den ganzen Organismus empfindlich stören. Als Soforthilfe reibt man mit einer aufgeschnittenen Tomate mehrmals die gerötete Haut gut ein. Auf diese Weise schwindet schnell die Hitze und nimmt vorübergehend den Schmerz.

Johannisöl

heilt schnell den Brand.

STIRNHÖHLENKATARRH

Akute Entzündungen der Stirn- oder der Kieferhöhlen verschwinden innerhalb 1 Tages, wenn man stündlich ein etwa 2 Quadratzentimeter großes Stück Bienenwabe kaut. Man besorgt sich die Honigwaben vom Imker oder im Reformhaus. Das Stückchen Wabe wird 15 bis 20 Minuten kräftig durchgekaut und dann ausgespuckt. Dies wiederholt man pro Tag 6mal im stündlichen Abstand. Nach der Besserung setzt man das Wabenkauen 1mal täglich während einer Woche fort und lutscht 3mal am Tag 1 Eßlöffel Bienenhonig nach den Hauptmahlzeiten.

Siehe auch unter → SCHNUPFEN und unter → KOPF-DAMPF-INHALATION in Teil 2.

/. Reiland: Berberis D 12

STUHLVERSTOPFUNG

Stuhlverstopfung läßt sich mit Feigen oder Pflaumen wirkungsvoll bekämpfen. Man schneidet am Abend entweder 6 getrocknete Feigen oder 8 getrocknete Pflaumen in kleine Stücke und läßt sie über Nacht in 1 Glas kaltem Wasser einweichen. Am Morgen ißt man die Früchte und trinkt die Flüssigkeit auf nüchternen Magen.

Chronische Stuhlverstopfungen lassen sich mit Senfbreipackungen, die auf der Wirbelsäule von der Analfalte aufwärts aufgelegt werden, erfolgreich behandeln. Anfertigung und Anwendung siehe unter → NIERENKOLIKEN.

→ LENDENWICKEL und → LEIBAUFLAGEN (siehe Teil 2) sowie ein Tee (siehe unter → OBSTIPATION in Teil 3) sind ebenfalls geeignete Maßnahmen, den Darm anzuregen.

Siehe auch unter → ABFÜHRMITTEL in Teil 2.

/. Reiland: **Digestodoron** (Weleda)

TRÄUME

Menschen, die Nacht für Nacht durch schwere, bedrückende oder beängstigende Träume gequält oder ihres Schlafes beraubt werden, finden nur selten in Medikamenten oder in psychotherapeutischer Behandlung Hilfe. Ganz sicher aber hilft ein Kräuterkissen, das man neben oder unter den Kopf legt. Man füllt einen alten Damenstrumpf mit etwa ½ Kilo **Betonikakraut (Betonica officinalis)** und zieht, da das Kraut sehr schnell pulvrig wird, einen zweiten Damenstrumpf über. Kein dichtes, festes Material verwenden, da die Wirkung des Kräuterkissens davon beeinträchtigt werden könnte! Die Wirkung des Krautes hält übrigens mehrere Monate an.

Betonikakraut darf nur äußerlich angewendet und nicht als Tee getrunken werden!

TUMOREN

Siehe unter → GESCHWÜLSTE, → DRÜSENKREBS und unter → KREBS.

1. Reiland: **Iscador-Injektionen durch den Arzt**

U

Übergewicht

Übergewicht ist in den meisten Fällen die Folge einer falschen Lebensweise, einer falschen Ernährung und falscher Trinkgewohnheiten. Die krankhafte Fettsucht, deren Ursachen Stoffwechselstörungen sind, ist hier ausgenommen.

Abmagerungskuren sollten mit Vorsicht und Geduld betrieben werden. Nichts kann dem Körper mehr schaden als eine rapide Gewichtsabnahme.

Ohne Gift und «Schlankmacher» läßt sich das Gewicht durch eine einfache Methode regulieren. Dabei sollte man nicht nach 19 Uhr zu Abend essen und auf eine salzarme Ernährung achten. Da der Körper bis zu 70 Prozent seines Gewichts aus Wasser besteht, ist es verständlich, daß eine Fehlfunktion im Wasserhaushalt am schwersten auf den Zeiger der Waage drückt. Das Wasser wird hauptsächlich im Fettgewebe abgelagert, während Fettdepots sich nur langsam auffüllen. Reduziert man den Wasseranteil des Gewebes auf eine vernünftige Norm, so entquellt zunächst das Fettgewebe, das dann unter der noch folgenden Therapie vom Körper viel leichter abzubauen ist.

Dieser Umstand sollte dazu führen, daß alle Speisen, die den Wasserhaushalt belasten und die Anlagerung von Fett fördern, reduziert werden. Dazu gehören vor allem stärke- und zuckerhaltige, fett- und salzhaltige Nahrungsmittel. Übertreibungen, wie zum Beispiel der völlige Verzicht auf Salz, sind jedoch gleichfalls gesundheitsschädigend und zu unterlassen.

Die Kur, die über eine sehr lange Zeit regelmäßig durchzuführen ist, besteht aus einem harmlosen Getränk und einem biologischen Medikament. Man trinkt morgens, sofort nach dem Aufstehen, und zu den drei Hauptmahlzeiten ½ Glas Wasser mit 2 Teelöffel Apfelessig. Das Getränk darf nur schluckweise und während des Essens genommen werden. Weiter nimmt man 3mal täglich 1 Tablette

(B) **Entfettungspillen-Fides** (Fides KG)

unzerkaut nach dem Essen.

U

Mit dieser Methode kann man nach einer kurzen Anlaufzeit wöchentlich etwa 1 Kilogramm an Gewicht verlieren. Und nochmals: Übergewicht kann und darf nicht in einigen Tagen verschwinden!

1. Reiland: **Algenkur**
Gencydor-Injektionen durch den Arzt
Kalium jodatum D 6 (Weleda)

UNFRUCHTBARKEIT

Siehe unter → SCHWANGERSCHAFTSSTÖRUNGEN.

UNTERSCHENKELGESCHWÜRE (Ulcus cruris)

Nahezu jedes Unterschenkelgeschwür läßt sich mit Honigauflagen heilen. Aber noch wirksamer ist folgendes Gemisch: 1 Eßlöffel naturreiner Honig und 1 Teelöffel gemahlener **Bockshornkleesamen (Semen Foeni Graeci)** werden mit einem bohnengroßen Stück

Arnica-Creme (Steigerwald)

gründlich gemischt. Diese Paste streicht man *dick* auf ein entsprechend großes Stück Leinen und bedeckt damit die offene Stelle des Beines. Darüber legt man eine etwas größere, dünne Plastikfolie (Polyäthylen) und fixiert das Ganze mit elastischen Binden. Die Auflagen dürfen 2 bis 3 Tage lang nicht gewechselt werden. Medikamentös unterstützt man die Behandlung mit

(H) **Camphora-Trpf.** (Infirmarius-Rovit),

3mal täglich ½ Stunde vor dem Essen, 15 Tropfen auf die Zunge geben und lange im Munde behalten (4 bis 5 Fl.) und mit

(B) **Aescorin-Trpf. 50,0** (Steigerwald),

3mal am Tag, *1 Stunde nach dem Essen* (nicht wie auf der Packung angegeben), 25 Tropfen in etwas Wasser nehmen (5 bis 6 Fl.).

U

Eine andere Methode, die leider jahreszeitlich gebunden ist, erfordert frische Spitzwegerichblätter. Diese Blätter werden zwischen den Händen zerrieben und auf die offene Stelle aufgelegt. Mit einer dünnen Plastikfolie und mit elastischen Binden legt man einen Verband an. Die Auflagen müssen täglich erneuert werden. Ferner badet man 3mal täglich *beide* Füße in einem Aufguß von Blüten und Blättern der **Käsepappel (Hausmalve)**. Der Aufguß muß ½ Stunde ziehen und darf nicht abgegossen werden. Für jedes Fußbad ist ein neuer Aufguß zuzubereiten. Auch ist darauf zu achten, daß die offene Stelle nicht naß wird.

1. Reiland: Calendula-Salbe
Chelidonium D 6
Lycopodium D 6 wöchentlich abwechseln

Verbrennungen

Bei Hautverbrennungen lindert Honig, der auf die verbrannte Stelle aufgetragen wird, den Schmerz, verhindert die Bildung von Brandblasen und fördert die rasche Heilung.
Siehe auch unter → BRANDBLASEN und → VERBRÜHUNGEN.

1. Reiland: Johannisöl

Verbrühungen

Auch Verbrühungen lassen sich mit Honig sehr gut behandeln. Man macht dazu Auflagen mit einem entsprechend großen Stück Mull, bestreicht es mit naturreinem Honig und legt es auf die verbrühte Haut auf. Werden die Auflagen sofort nach der Verbrühung gemacht, kommt es nicht zur Blasenbildung, und die Wunde verheilt narbenlos.
Siehe auch unter → BRANDBLASEN.

1. Reiland: Johannisöl

Vergiftungen

Obwohl alle Vergiftungen sofort in die Behandlung eines Arztes gehören, kann man doch bis zu dessen Eintreffen mit Volksheilmethoden erste, unter Umständen lebenswichtige Hilfe leisten.

Eine *Faustregel* bei der Erstversorgung eines vergifteten und noch ansprechbaren Patienten ist die möglichst rasche Entleerung des Magens. Dies erreicht man mit einer Salzwasserlösung, zu der man auf 1 Glas angewärmtes Wasser 3 gehäufte Teelöffel Kochsalz gibt. Von der Flüssigkeit muß so lange getrunken werden, bis nur noch klares Wasser erbrochen wird. Diese Magenspülung ist aber nur in den ersten 2 Stunden nach der Vergiftung sinnvoll.

Bei allen *fettlöslichen Giften*, wie zum Beispiel Fleckenwasser, Trockenspiritus, Benzin oder Trichloräthylen, darf *auf keinen Fall*

Milch oder Rizinusöl gegeben werden, da sie die Resorption der Gifte sehr beschleunigen.

Bei *Laugenvergiftungen* durch Natron- oder Kalilauge läßt man 1 Glas Wasser mit dem Saft von 1 Zitrone trinken.

Liegen *Vergiftungen durch Säuren* oder *Essenzen* vor (Salpeter-, Schwefel- oder Salzsäure, Essigessenz usw.), wird Milch mit eingerührten rohen Eiern getrunken.

Nach der Magenspülung gibt man dem Patienten ½ Tasse Mokka, die man mit Weinessig auffüllt.

Bei *Pilzvergiftung* sollte der Patient nach der Magenspülung als Erste Hilfe Wermutkraut, in Weinessig gesotten, zu trinken bekommen.

Bei *Fleisch-, Bilsenkraut- oder Schierlingsvergiftungen* ist nach der Magenspülung sofort reichlich Wermutkraut und Kümmel in Wein (oder Wasser) aufzukochen und der Absud zu trinken.

Alle diese Maßnahmen dienen nur der Ersten Hilfe, und der Arzt ist bei seinem Eintreffen in jedem Falle darüber zu unterrichten. Ist kein Arzt zu erreichen, sorgt man selbst unverzüglich für die Einweisung des Vergifteten in das nächste Krankenhaus. Es ist aber notwendig, der Klinik einen kurzen Bericht mitzugeben, der folgende Angaben enthalten muß:

Name und Alter des Patienten;
Adresse;
Art der Vergiftung (möglichst mit Mengenangabe);
genaue Zeit der Vergiftung;
Gegenmaßnahmen mit Angabe von Mitteln, Menge und Zeit;
Anschrift der Angehörigen;
Name und Anschrift der Krankenkasse.

1. Reiland: **Sulfur D 6**

V

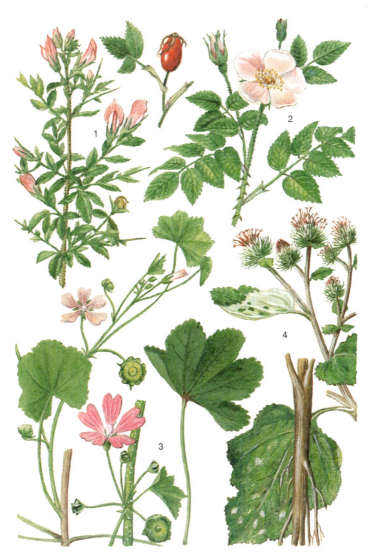

1 DORNIGER HAUHECHEL *(Ononis spinosa L.)*
2 HECKENROSE *(Rosa canina L.)*
3 KÄSEPAPPEL *(Malva sylvestris L. und M. neglecta Wallr.)*
4 GROSSE KLETTE *(Arctium lappa L.)*

V

Verjüngung der Haut

Richtiger wäre es, von Straffung der Haut zu sprechen, denn eine echte Verjüngung ist ja nicht möglich. Dennoch wirkt die Haut verjüngt, wenn sie mit folgender Methode kurmäßig behandelt wird: 1 bohnengroßes Stück

(B) **Exhirud-Salbe** (Plantorgan)

wird aus der Tube direkt auf die Handfläche gedrückt und mit 10 Tropfen

(B) **A-E-Mulsin-forte** (Mucos GmbH)

auf der Handfläche vermischt. Diese Creme massiert man in die Haut leicht ein, am besten im Anschluß an eine feucht-warme Packung oder feuchte Bürstenmassage. Diese Behandlung führt man täglich 1mal, möglichst morgens, durch.

Innerlich unterstützt man die Behandlung mit 3mal täglich 3 Dragées

(B) **Wobenzym** (Mucos GmbH),

die unzerkaut 1 Stunde vor jeder Mahlzeit zu nehmen sind. Außerdem werden von dem obengenannten Medikament

A-E-Mulsin-forte

etwa ½ Stunde vor dem Frühstück 25 Tropfen direkt in den Mund geträufelt und mit der Zunge verrieben. Diese Behandlung führt man während dreier Monate durch.

1. Reiland: Silicea D 12
Schachtelhalmtee gut gekocht

Verstopfung

Siehe unter → Abführmittel in Teil 2 und unter → Stuhlverstopfung.

1. Reiland: **Schwedenbitter**

WADENKRÄMPFE

Gegen diese meist auf der Basis von Durchblutungsstörungen beruhenden Krämpfe helfen heiße → WADENWICKEL (siehe Teil 2) und folgende natürliche Medikamente:

(H) **Camphora-Trpf.** (Infirmarius-Rovit),

3mal täglich, ½ Stunde vor dem Essen, 15 Tropfen auf die Zunge geben und lange im Munde behalten.

(H) **Secale-Plantaplex, Liq. 50,0** (Steigerwald),

3mal täglich, ½ Stunde nach dem Essen, 15 Tropfen auf die Zunge träufeln und lange im Munde behalten.

(B) **Aescorin, Liq. 50,0** (Steigerwald),

3mal täglich, 1 Stunde nach dem Essen (nicht wie auf der Packung angegeben), 25 Tropfen in etwas Wasser einnehmen (je Mittel 2 Fl.).

/. *Reilard*: **Magnesium phos. D 6**

WARZEN

Warzen werden gleich wie → HÜHNERAUGEN behandelt. Die Therapie wird aber zusätzlich mit dem Mittel

(H) **Thuja-Plantaplex, Liq. 50,0** (Steigerwald),

unterstützt. Davon nimmt man 3mal täglich, 1 Stunde nach den Hauptmahlzeiten, 15 Tropfen auf die Zunge (2 bis 3 Fl.).

Eine andere, einfache und gefahrlose Methode ist die Behandlung mit Ameisensäure. Dafür holt man sich aus der Apotheke **Formisoton** und betupft damit täglich mehrfach die Warzen. Innerhalb 1 Woche beginnt sich das Warzengewebe aufzulösen.

/. *Reilard*: **Chelidonium-Salbe**

Wassersucht

Bei Wasseransammlungen im Bauch, im Herzbeutel, zwischen den Brustfellen, in der Leber oder in den Beinen kann oftmals noch eine Zwiebelkur helfen.

600 Gramm rohe, möglichst rote Zwiebeln werden zu einem Brei gerieben oder gequetscht, durch ein Sieb gedrückt und mit 100 Gramm Honig und 600 Gramm Weißwein gut vermischt. Davon ißt man täglich 100 Gramm in kleinen Portionen, über den Tag verteilt; bei schweren, bedrohlichen Fällen werden 200 Gramm täglich eingenommen. Wer es verträgt, kann statt dessen pro Tag 30 bis 60 Gramm rohe Zwiebeln essen.

Siehe auch unter → Zwiebelkur in Teil 2.

Durch 3 Apfeltage, an denen nichts weiter als viele rohe, ungeschälte Äpfel gegessen werden dürfen, unterstützt man die Entwässerungskur.

1. *Reiland*: **Kalium carbonicum D 6**

Weissfluss (Fluor albus)

Dieses Leiden vieler Frauen läßt sich mit einigen unschädlichen Mitteln behandeln.

1. **Lamioflur, Liq. 30,0** (Heel). Davon nimmt man um 8 Uhr und um 17 Uhr jeweils 10 Tropfen auf die Zunge (2 bis 3 Fl.).

2. Eine homöopathische Mischung, die der Apotheker herstellt:

Lilium tigrin. D 4, Dil.
Pulsatilla D 6, Dil.
Borax D 6, Dil.
Sepia D 8, Dil.
Thuja D 6, Dil. $\overline{aa}$ **10,0**

M. D. S.: Um 12 Uhr und um 20 Uhr jeweils 15 Tropfen auf die Zunge geben (2 bis 3 Fl.).

Alle Tropfen werden lange im Munde behalten. Von Speisen und Getränken ist ½ Stunde Abstand zu halten.

3. Zur Scheidenspülung läßt man sich vom Apotheker die folgende Teemischung anfertigen:

> Vogelknöterich (Herba Polygoni)
> Kamillenblüten (Flores Chamomillae)
> Brennesselblätter (Folia Urticae)
> Eichenrinde (Cortex Quercus) aa 10,0

M. f. spec.: Von diesem Teegemisch übergießt man 5 gehäufte Teelöffel mit 1 Liter abgekochtem, noch kochendem Wasser, läßt den Tee 10 Minuten ziehen, gießt ab und wartet, bis er auf Körpertemperatur abgekühlt ist. Mit *je 1 Liter* dieses Tees werden morgens und abends Scheidenspülungen gemacht.

WESPENSTICHE

Siehe unter → BIENEN- UND WESPENSTICHE und unter → INSEKTENSTICHE.

1. Reilad: Apis D 6

WUNDEN

Schwer heilende Wunden behandelt man mit **Beinwell (Symphytum officinale)**.

Je nach Bedarf werden 2 bis 5 Eßlöffel zerkleinerte und vom Apotheker pulverisierte Wurzel (**Radix Symphyti**) mit heißem Wasser zu einem nicht zu weichen Brei verrührt. Mit der warmen Masse bestreicht man einen Leinenlappen und legt ihn auf die Wunde oder auf die Geschwulst. Die Auflage muß alle 3 Stunden erneuert werden.

Diese Beinwellpackung eignet sich für Verletzungen aller Art, wie Platz-, Schnitt- und Quetschwunden, Knochenbrüche, Blutergüsse, Geschwüre und Geschwülste, auch solche von Krampfadern,

W

ferner für Ausschläge (Herpes), Verhärtungen von Muskeln und Drüsen (auch der Brustdrüsen), Gichtknoten, Knochenhaut- und Zellgewebsentzündungen, Schmerzen an oder in Knochen und Amputationsstümpfen.

Auch Apfelessig ist zur besseren Wundheilung und zur schnelleren Blutstillung ein ideales Mittel. 1 Glas Wasser mit 2 Teelöffeln Apfelessig zu jeder Mahlzeit beschleunigt den Heilungsprozeß aller Operations- oder Verletzungswunden. Besonders günstig wirkt sich die Einnahme des Apfelessigs aus, wenn man damit schon 4 Wochen vor einer bevorstehenden Operation beginnt. Postoperative Blutungen lassen sich dadurch meist vermeiden.

Bei schwer heilenden Wunden kann die Heilung auch mit Auflagen gefördert werden. Dafür werden Apfelessig und abgekochtes Wasser zu gleichen Teilen gemischt.

Eine uralte und bewährte Methode der Wundbehandlung ist das Bestreichen der Verletzung mit naturreinem Honig. Selbst alte eiternde Wunden, auch bei Tieren, heilen schnell mit Honig. Noch besser wirkt die folgende Rezeptur: 1 Eßlöffel naturreiner Honig und 1 Teelöffel gemahlener **Bockshornkleesamen (Semen Foeni graeci)** werden mit 1 bohnengroßen Stück

Arnica-Creme (Steigerwald)

gründlich gemischt. Diesen Brei streicht man dick auf ein entsprechend großes Stück Leinen und legt ihn auf die Wunde, darüber eine etwas größere dünne Plastikfolie und einen Verband. Die Auflagen müssen mindestens 2 bis 3 Tage liegenbleiben.

Eine ebenso alte wie erfolgreiche Methode ist die Behandlung mit frisch gepflückten **Spitzwegerichblättern (Folia Plantaginis)**. Die Blätter werden zwischen den Händen zerrieben und aufgelegt. Sie heilen jede noch so alte Wunde.

W

WURMBEFALL

Gegen Maden-, Spul- und Bandwürmer ist der Kürbiskern ein brauchbares, unschädliches und absolut zuverlässiges Wurmmittel. Zur Austreibung der Würmer werden 100 geschälte Kürbiskerne gut zerkaut geschluckt. Etwa 4 Stunden später wird 1 Eßlöffel Rizinusöl eingenommen. Falls erforderlich, können bis zu 200 (auch zerstoßene) Kürbiskerne gegessen werden. Toxische Erscheinungen zeigen sich nicht.

Treten *Madenwürmer bei Kindern* auf, gibt man während längerer Zeit täglich 10 bis 15 Kerne. Würmer kann man auch mit Sauerkraut bekämpfen, wenn man zu jeder Mahlzeit ½ Glas Sauerkrautsaft trinkt und morgens nüchtern 100 Gramm rohes Sauerkraut ißt.

Mehrere Zwiebeln täglich treiben die Würmer ebenfalls aus. Eingeweidewürmer werden mit der regelmäßigen Einnahme von wenig Weinessig getötet.

Außerdem vermögen einige Teelöffel → JOHANNISKRAUTÖL (siehe Teil 2), täglich 3 rohe Karotten und die → BITTERMANDELKUR (siehe Teil 2) die Würmer schmerzlos abzuführen.

/. *Reiland*: **Cuprum sulfuricum D 6**

Z

Zahnfleischentzündung

Diese unangenehme und störende Entzündung wird rasch geheilt, wenn man öfters 1 großen Schluck Heidelbeersaft (Reformhaus) nimmt und längere Zeit im Munde behält. Auch stündliche Mundspülungen mit 1 Teelöffel Apfelessig in 1 Glas Wasser oder die Auflage 1 Gewürznelke auf die entzündete Stelle wirken sehr gut.

1. Reiland: Chamomilla D 12

Zahnschmerz

Gegen Zahnschmerzen hilft Knoblauch. Man schält 1 Zehe, quetscht sie zu Brei und reibt damit das Zahnfleisch rund um den schmerzenden Zahn gut ein. Einfacher ist die Behandlung mit Knoblauchsaft. Auch 1 Gewürznelke, an den schmerzenden Zahn gelegt, bringt überraschend schnell Linderung. Daß bei hohlen oder vereiterten Zähnen nur ein Zahnarzt dauerhafte Hilfe bringen kann, dürfte verständlich sein.

1. Reiland: Magnesium sulfuricum D 6

Zehennägel

Durch Druck des Schuhwerks kann es bei eingewachsenen Zehennägeln leicht zu Nagelbettentzündungen und -eiterungen kommen. Dagegen hilft ein Verband mit Rasierschaum, den man auf den Nagel auflegt. Auf diese Weise läßt der Schmerz schon nach 1 Stunde nach, und die Entzündung klingt nach 2 Tagen ebenfalls ab.

Zuckerkrankheit

Zuckerkrankheit (Diabetes mellitus) kann mit dem folgenden vom Apotheker hergestellten Gemisch behandelt werden:

Wermut (Herba Absinthi)	25,0 g
Tausendgüldenkraut (Herba Centaurii)	25,0 g
Heidelbeere (Fructus Myrtillorum)	20,0 g

Z

Löwenzahn (Radix Taraxaci cum herba)   15,0 g
Sandriedgras (Rhizoma Caricis)   15,0 g

M. f. spec.: 4 gehäufte Teelöffel mit 4 Tassen Wasser aufgießen, 10 Minuten ziehen lassen und in einer Thermoskanne warm halten. Diese Menge ist tagsüber in stündlichen Einnahmen zu trinken. Eine regelrechte Heilkur, die allerdings Zeit und Geduld erfordert, beginnt man mit 3 Fastentagen. An diesen Tagen darf man nur ungeschälte, rohe Äpfel essen, jedoch so viel, wie man mag. Dann folgt die eigentliche Kur.

Teerezept Teil 1:
150 Gramm **Bohnenschalen (Fructus Phaseoli sine semine)** werden jeden Abend mit 1¼ Liter kaltem Wasser angesetzt, am Morgen bis auf ½ Liter eingekocht und abgegossen.

Teerezept Teil 2:
Heidelbeerblätter (Folia Myrtillorum)   30,0 g
Benediktenkraut (Herba Cardui benedicti)   15,0 g
Goldenes Fünffingerkraut (Herba Potentillae aureae)   15,0 g
Wermut (Herba Absinthii)   10,0 g
Tausendgüldenkraut (Herba Centaurii)   10,0 g
Bockshornklee (Semen Foeni graeci)   10,0 g
Brombeerblätter (Folia Rubi fruticosi)   5,0 g
Nelkenwurz (Radix Caryophillatae)   5,0 g

M. f. spec.: Von dieser Mischung überbrüht man 4 gestrichen volle Eßlöffel mit 4 Tassen kochendem Wasser, läßt den Tee 10 Minuten ziehen, gießt ihn in eine Thermoskanne und fügt den nach Teerezept 1 hergestellten Abguß hinzu. Davon wird tagsüber halbstündlich 1 Schluck genommen, über 4 bis 8 Monate. In dieser Zeit viele rohe, ungeschälte Äpfel essen.

Weiter sieht die Kur folgende Maßnahmen vor:
1. 3mal täglich ½ Glas Karottensaft mit ½ Glas Sauerkrautsaft sowie zerquetschtem Knoblauch (½ Zehe) mischen und 1½ Stunden vor den Mahlzeiten trinken;

2. täglich, auf mehrere Portionen verteilt, 1 Pfund Sauerkraut essen;
3. täglich ½ rohe, mittelgroße, fein zerhackte Zwiebel mit etwas gutem und kaltgepreßtem Leinöl vermischen und zusammen mit Schrotbrot essen.
Das Rauchen ist in dieser Zeit einzustellen.

Die vom Arzt verordneten Arzneimittel kann man zwar weiter einnehmen, doch muß man ihn von der Kur unterrichten, damit die Medikamente laufend der veränderten Situation angepaßt werden oder abgesetzt werden können.

Einen positiven Einfluß auf die Zuckerausscheidung hat frisch gepreßter Karottensaft. Davon muß am Vormittag und am Nachmittag je 1 Glas getrunken werden. Man kann den Blutzucker aber auch mit Gurkensaft herabsetzen, da im Fleisch der Gurke insulinähnliche Stoffe enthalten sind.

1. Reiland: **Quarz D 12**

ZUCKUNGEN DER AUGENLIDER ODER DER MUNDWINKEL

Solche Zuckungen ist man meist schon nach etwa 10 bis 14 Tagen los, wenn man täglich zu jeder Mahlzeit 2 Teelöffel reinen Honig einnimmt. Zusätzlich wird 3mal am Tag je 1 Tablette

(H) **Zincum valerianicum D 3, Tabl. (DHU)**

gelutscht. Dabei ist von Speisen und Getränken ½ Stunde Abstand zu halten und das Mittel lange im Munde zu verreiben.

Z

ZUNGENKRANKHEIT
(Weißschwielenkrankheit)

Ein großer Schluck Heidelbeersaft, mehrmals täglich, für längere Zeit im Munde behalten, wirkt schmerzstillend und heilend zugleich. Auch die Labkrautspülungen (siehe unter → ZUNGEN-KREBS) heilen die Entzündung.

1. *Heilmittel*: Chelidonium D 6

ZUNGENKREBS

Es lohnt sich, neben der klinischen Behandlung Spülungen mit **Labkraut (Herba Galii aparinis)** zu machen, da dieses Heilkraut schon in vielen Fällen geholfen hat. Für die Behandlung überbrüht man 2 gehäufte Teelöffel des Krauts mit 1 Tasse kochendem Wasser. Bei der getrockneten Droge muß der Tee etwa 3 Minuten ziehen, beim frisch gepflückten Kraut etwa ½ Minute. Mit dem Abguß spült und gurgelt man, so tief es geht, und spuckt danach den Tee aus. Es ist ratsam, auch 1 Schluck des Tees für längere Zeit im Munde zu behalten und erst dann auszuspucken. Das Spülen und Gurgeln hat halbstündlich bis stündlich zu erfolgen. Über den Tag verteilt, verbraucht man 6 Tassen Tee. Nach jedem Spülvorgang werden noch 2 Schluck Tee getrunken. Auf diese Weise gehen die Beschwerden rasch zurück, so daß die Bestrahlungen oftmals überflüssig sind.

Empfehlenswert ist, uch die unter → KREBS angeführten therapeutischen Maßnahmen zu befolgen.

TEIL 2
REZEPTUREN, KUREN, METHODEN UND HINWEISE

A

Abführmittel

Für dieses biologische und harmlose Abführmittel schneidet man 6 Feigen in kleine Stücke, weicht sie in etwas Wasser ein und läßt sie über Nacht stehen. Am nächsten Morgen vermischt man die Feigen mit 1 Eßlöffel kaltgepreßtem Leinöl, den schwarzen Plättchen einer Stange Manna, 1 Eßlöffel ungemahlenem Leinsamen und 1 Eßlöffel Bienenhonig.
Davon nimmt man morgens nüchtern und abends vor dem Schlafengehen 1 Eßlöffel voll.

Teetrinkern kann zur Stuhlregulierung das folgende Gemisch empfohlen werden:

Fenchel (Semen Foeniculi)   10,0 g
Löwenzahn (Radix Taraxaci cum herba)   15,0 g
Schlehdorn (Flores Acaciarum)   20,0 g
Faulbaum (Cortex Frangulae)   25,0 g
Rhabarber (Radix Rhei)   30,0 g

Morgens und abends pro Tasse 1 Teelöffel aufgießen, 1mal kurz aufkochen, 2 Minuten ziehen lassen und abgießen.
Siehe auch das Teerezept unter → Obstipation in Teil 3.

Auf Reisen kann ein harmloses Präparat wie

(B) **Bioregulan** (Dr. Laves)

die Funktionen des Darmes anregen.

Apfelessigkur

Benötigt wird ein zu ¾ mit abgekochtem Wasser gefülltes Glas. Nach Abkühlung auf Mundwärme gibt man 2 Teelöffel Honig sowie 2 Teelöffel Apfelessig (Reformhaus) hinzu und rührt so lange um, bis sich der Honig vollständig aufgelöst hat. Diese Menge wird 3mal am Tag langsam und schluckweise, je nach Krankheit, während einiger Wochen bis Monate getrunken.

A

Anwendung: Bei nahezu allen Krankheiten, wie zum Beispiel bei entzündlichen Prozessen, Gelenkerkrankungen, Rheuma, Übergewicht, Hautkrankheiten, Asthma, Schlaflosigkeit usw., außerdem zur Wasserausscheidung, zur Vorbeugung gegen Krankheiten und zur Kräftigung des Körpers.

APFELKUR

Wenn bei Darmerkrankungen jede Therapie versagt hat, hilft noch die Apfelkur. Auf einer *Reibe aus Glas* werden *3 Pfund* rohe, *ungeschälte*, aber reife Äpfel ohne Kerngehäuse gerieben und, über den Tag verteilt, gegessen. Medikamente, Speisen oder Getränke dürfen während der Kur nicht eingenommen werden. Meist genügt es, diese Therapie über 3 bis 4 Tage einzuhalten.

Anwendung: Zur Heilung schwerer bis schwerster Darm- und Durchfallerkrankungen.

Bittermandelkur

Während bei der süßen Mandel keine Gefahr einer Überdosierung besteht, ist die Dosis bei der bitteren Mandel stark begrenzt. Durch die Einnahme von *nur 1* bitteren Mandel täglich lassen sich in bestimmten Fällen oftmals Wunder erzielen. Erwachsene müssen nach 6 Wochen eine Pause von 4 Wochen einfügen, Kinder von 7 bis 16 Jahren bereits nach 3 Wochen. Für Kleinkinder ist die Bittermandelkur nicht geeignet!

Anwendung: Bei Einhaltung der Vorschrift ist die Bittermandel ein vorzügliches Mittel gegen Lungenstauungen und den dadurch bedingten sogenannten Herzhusten, ferner gegen Angina pectoris, gegen erhöhte Aktivität der Schilddrüse, bei der Basedow-Krankheit sowie gegen die Vergiftungserscheinungen bei Schilddrüsenüberfunktion. Auch gegen Würmer in den Eingeweiden helfen Bittermandeln.

Bohnenschalen-Extrakt

Um diesen Extrakt herstellen zu können, muß man abends 150 Gramm der besonderen Bohnenschale **Fructus Phaseoli sine semine** (Apotheke) in 1¼ Liter kaltem Wasser ansetzen und bis zum nächsten Morgen weichen lassen. Morgens wird alles bis auf ½ Liter eingekocht und dann abgegossen. Der Extrakt muß schluckweise, über den ganzen Tag verteilt, getrunken werden.

Anwendung: Bei Rheuma und Gelenkrheuma, Gicht, Wassersucht, bei Zuckerkrankheit und Nierenkrankheiten einschließlich Steinerkrankungen. Beim rheumatischen Formenkreis (akuter chronischer und degenerativer Muskel- und Gelenkrheumatismus) wird der Extrakt, ebenso wie oben angegeben, in Verbindung mit

Rheuma-Gicht-Tee (Infirmarius-Rovit) und
Mate-Gold naturgrün (Roland)

zu gleichen Teilen genommen.

B

Kein Mittel kann so sehr die Harnsäurebildung im Körper hemmen und die Ablagerungen auflösen wie dieser Bohnenschalenauszug.

BRUSTWICKEL

Ein Brustwickel mit feuchten Tüchern umhüllt nur den Brustkorb und läßt Arme und Schultern frei. Man taucht dazu ein entsprechend großes Tuch in heißes Wasser und legt es gut ausgewrungen um den Brustkorb. Darüber kann eine Plastikfolie folgen, die Feuchtigkeit und Wärme im Wickel hält, oder ein Leinentuch. Wichtig ist nur, daß die zweite Lage größer als der Wickel ist. Über die zweite folgt eine dritte, wollene Lage. Es ist darauf zu achten, daß der Patient mit einer Decke gut zugedeckt ist und warme Füße hat, ansonsten muß mit einer Wärmflasche nachgeholfen werden. Der Wickel bleibt 20 Minuten bis zu ½ Stunde liegen. Nach dem Abwickeln muß der Patient sofort wieder warm zugedeckt werden und noch mindestens ½ Stunde ruhen.

Anwendung: Kühle Brustwickel sind angebracht bei allen fieberhaften Erkrankungen der Atmungsorgane, ferner bei Masern, Scharlach und bei Asthma.

Heiße Brustwickel werden bei Schmerzen in der Brust, bei Keuchhusten und bei Rippenfellentzündung angelegt, aber nur wenn der Patient völlig fieberfrei ist.

C

Cholesterinsenkung

Bei zu hohem Cholesterinspiegel hilft eine 3tägige Apfelkur, bei der außer vielen ungeschälten Äpfeln nichts gegessen werden darf. Gegebenenfalls muß die Kur im wöchentlichen Abstand wiederholt werden. Dazu werden 3mal täglich 2 Teelöffel

(B) **Lipostabil flüssig** (Nattermann)

unverdünnt während etwa 6 Monaten zu den Mahlzeiten eingenommen.

D

DARMREINIGUNG

Folgende Kuren wirken darmreinigend:

→ APFELKUR: bei schwersten Darm- und Durchfallerkrankungen.

→ SAUERKRAUT-APFEL-KUR: bei Unwohlsein, Magen-Darm-Verstimmung, Aufblähung, Übelkeit, Kreislaufschwäche, chronischem Kopfschmerz.

→ WEIZENSCHLEIMKUR: bei Schleimhauterkrankungen des Verdauungskanals, bei Rheuma, Gicht, Arteriosklerose, chronischem Kopfschmerz, zur Leber- und Nierenentgiftung, zur Blut- und Hautreinigung, zur Körperentschlackung und zur Gesamtumstimmung.

D

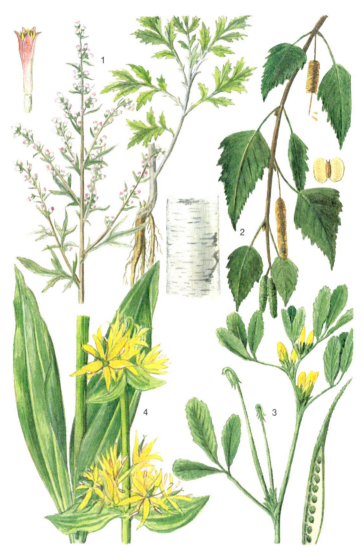

1 ECHTER BEIFUSS *(Artemisia vulgaris L.)*
2 BIRKE *(Betula pendula Roth)*
3 BOCKSHORNKLEE *(Trigonella foenum-graecum L.)*
4 GELBER ENZIAN *(Gentiana lutea L.)*

E

Einlauf

Leider wissen heute nur noch die wenigsten Menschen, welche hervorragenden Eigenschaften Einläufe (Klistiere) haben, wie unschädlich sie sind und wie einfach sie gemacht werden können.

Einläufe wirken nicht nur rasch und heilsam, sie können auch Krankheitskomplikationen verhindern und das Kranksein wesentlich verkürzen. Der große Naturheilarzt Professor Alfred Brauchle bezeichnete den Einlauf als ein «Machtmittel erster Ordnung», das sich bei allen infektiösen und fieberhaften Erkrankungen anwenden läßt. Dazu gehören Infektionen des Darmes, der Nieren, des Kopfes, der Bronchien oder der Lungen.

Durchführung: Einlaufgeräte können in jedem Sanitätshaus gekauft werden. Am besten hängt man die Spülkanne im Badezimmer über der Wanne auf und führt das eingefettete Endstück in Hockstellung in den After ein. Den besten Erfolg bringen Einläufe, wenn sie bis zu 5mal täglich wiederholt werden. Es ist nicht nötig, die Flüssigkeit lange zurückzuhalten.

Muß das Klistier während längerer Zeit angewendet werden, fügt man der Spülflüssigkeit 1 bis 2 Eßlöffel reines Salatöl zum Schutze der Darmschleimhaut bei. Jedoch dürfen Einläufe nicht länger als 14 Tage hintereinander angewandt werden.

Spülmittel: Zum Spülen verwendet man entweder reines, abgekochtes Wasser oder Kamillentee, und zwar für *Kinder* pro Einlauf bis ½ Liter und für *Erwachsene* bis 1 Liter.

Temperatur: Die Spülflüssigkeit sollte normalerweise 38 Grad aufweisen. Wenn jedoch der Patient friert oder Schüttelfrost hat, muß sie so warm wie möglich sein. Hat der Patient hingegen hohe Temperatur oder einen heißen Kopf, wendet man kühle Klistiere von etwa 25 bis 28 Grad an.

An Einläufe sollte auch gedacht werden, wenn eine *rasche und gründliche Entgiftung* des Körpers erforderlich ist.

Entgiftungskur

Jeder gesunde und erst recht jeder kranke Mensch sollte wenigstens 1 mal monatlich den Darm mit einer Entgiftungskur reinigen.

Anstelle des Frühstücks wird 1 Glas reiner, alkoholfreier Apfelsaft, der mit dem Saft von ½ Zitrone und 1 Teelöffel Honig vermischt ist, lauwarm und langsam, schluckweise, getrunken. Im Laufe des Vormittags ißt man 2 rohe Äpfel mit der Schale. Statt des Mittagessens ist ein Apfelschalentee mit 2 Teelöffeln Honig warm zu trinken. 2 Stunden später sind wieder 4 ungeschälte rohe Äpfel zu essen. Gegen 15 Uhr und gegen 17 Uhr wird jeweils 1 Glas frischer Apfelsaft getrunken. Als Nachtmahl ißt man 1 Teller warmes Apfelmus, das mit 3 Teelöffeln Honig angereichert ist.

Diese Tageskur dient nicht nur der Entgiftung des Darmes, sie hat auch einen tiefgreifenden Einfluß auf alle Funktionen des Organismus.

→ Einläufe unterstützen die Entgiftungskur.

F

FUSSBAD

Das *kalte* Fußbad wird bei einer Temperatur von 15 Grad während 20 Sekunden bis zu 2 Minuten gemacht. Der Patient sitzt dabei; das Wasser soll bis über die Wade reichen.

Anwendung: Bei zu starkem Blutandrang zum Kopf oder bei Blutstauungen im Kopf, vor allem bei drohendem Schlaganfall, aber auch bei geschwollenen oder müden Füßen und bei Nasenbluten. Das kalte Fußbad darf nicht bei schlechter Durchblutung des Kopfes und bei Blasenleiden angewendet werden.

Das *warme* Fußbad weist Temperaturen zwischen 33 und 38 Grad, das *heiße* Fußbad zwischen 40 und 45 Grad auf. Während das warme Fußbad bis zu 15 Minuten dauern darf, sollte das heiße Fußbad 10 Minuten nicht überschreiten. Die Durchführung ist die gleiche wie beim kalten Fußbad.

Anwendung: Bei Entzündungen der Beckenorgane, Ischiasschmerzen, Schlafstörungen, Beschwerden bei Senk- oder Spreizfüßen und natürlich bei kalten Füßen. Bei überhöhtem Blutdruck darf dieses Fußbad nicht gemacht werden!

G

Gurgelwasser

Gegen Halsweh hilft das folgende Gurgelwasser: In ein zu ¾ mit abgekochtem Wasser gefülltes Glas rührt man 5 Teelöffel Apfelessig und 2 gehäufte Teelöffel Bienenhonig ein und gurgelt mit dieser Lösung. Es schadet durchaus nicht, wenn danach die Flüssigkeit geschluckt wird.

Fügt man diesem Gemisch noch 1 bis 2 Tropfen **Lugolsche Lösung** (5 Prozent elementares Jod in 10prozentiger Kaliumjodidlösung) bei, so erhält man ein vorzügliches Getränk zur Steigerung der körpereigenen Abwehrkräfte (als Vorbeugung gegen alle Erkältungs- und Infektionskrankheiten).

Das Getränk wird *ohne Jodlösung* täglich, morgens und abends, getrunken. Die Lugolsche Lösung gibt man nur montags, mittwochs und freitags bei erhöhter Infektionsgefahr hinzu (höchstens 2 Tropfen).

H

Haarwasser

Die nachstehende Lösung, die man selbst zubereitet, stoppt Haarausfall und gibt dem Haar neuen Glanz. Man läßt ½ Liter Wasser brodelnd kochen; nach 10 Minuten gießt man das Wasser über 5 gehäufte Teelöffel **Majoran (Herba Majoranae)**, seiht nach weiteren 10 Minuten den Tee ab und rührt nach Abkühlung in den Absud 2 Eßlöffel Bienenhonig und 1 Teelöffel Glyzerin ein. Mit dieser Lösung wird jeden Morgen die Kopfhaut kräftig massiert. Das Haarwasser wird in einer dunklen, verschlossenen Flasche an einem kühlen Platz aufbewahrt.

Hautreinigung

Hautreinigend und -verjüngend wirken folgende Maßnahmen: Aus feingemahlenem **Bockshornkleesamen (Semen Foeni graeci)**, Rosenöl und ein wenig gutem, aber dünnflüssigem Honig stellt man einen Brei her. Damit macht man eine Packung auf die Haut, entweder über Nacht oder für 3 bis 4 Stunden am Tag. Anschließend wird die Haut mit Heublumentee (1 Eßlöffel pro Tasse Wasser im Aufguß) gewaschen. Auf die gereinigte Haut legt man danach für 20 Minuten ein in frischem Heublumentee getränktes Tuch.

Herzauflage

Bei der *kalten Auflage* wird ein feuchtes Tuch über der Herzgegend, und zwar vom Schlüsselbein bis an das Ende der Rippen, aufgelegt. Diese Auflage bleibt bis zu 20 Minuten liegen und kann morgens und abends gemacht werden.

Anwendung: Bei nervösen Herzstörungen, bei übererregter Herztätigkeit, bei Herzneurosen und bei allgemeiner Nervosität.

Die *heiße Auflage* kommt nur in Frage, wenn Hitze den Schmerz lindert.

Anwendung: Bei Angina pectoris.

H

Herzwein

Zur Behandlung von Herzbeschwerden aller Art kann man mühelos eine Herzmedizin selbst herstellen. Man nimmt dazu 10 große Petersilienstengel und 1 Liter naturreinen Weißwein, erhitzt alles in einem großen Topf und läßt es 10 Minuten kochen. Nach Abkühlung auf Körpertemperatur wird der Wein abgegossen. Nun gibt man 250 Gramm naturreinen Honig, 5 Eßlöffel natürlichen Apfelessig, je 3 Schnapsgläser Wacholderschnaps und Knoblauchsaft hinzu (Herstellung siehe unter → Knoblauchsaft).

Nachdem alles gut verrührt ist, füllt man den fertigen Herzwein in Flaschen, die vorher mit hochprozentigem Alkohol ausgespült worden sind. Im Kühlschrank ist diese Medizin sehr lange haltbar.

Bei auftretenden Herzbeschwerden nimmt man davon 3mal täglich 1 Eßlöffel voll oder macht eine Kur, indem man täglich vormittags und spätnachmittags je 1 Eßlöffel einnimmt.

Heublumenbad

Für dieses Bad übergießt man 500 Gramm Heublumen mit so viel kochendem Wasser, daß sie gut bedeckt sind, läßt alles 15 Minuten ziehen und gießt ab. Die Heublumen werden nochmals mit der gleichen Menge kochendem Wasser übergossen, sofort auf den Herd gesetzt, 10 Minuten gekocht und danach abgegossen. Dieser Absud wird zusammen mit dem ersten Absud in die gefüllte Badewanne gegeben. Die Temperatur des Badewassers darf der Verträglichkeit angepaßt sein; normalerweise liegt sie bei etwa 40 Grad. Die Dauer des Bades richtet sich nach dem Befinden, sollte aber nicht weniger als 20 Minuten betragen.

Anwendung: Bei Rheuma, Gicht, Krampfzuständen, Schmerzen jeder Art, Hautleiden, Zirkulationsstörungen und bei Bewegungseinschränkungen (zum Beispiel durch Krämpfe oder Schmerzen), bei Entzündungen von Organen und bei allen chronischen Prozessen zur Unterstützung der Therapie.

H

Heublumensack

Man füllt einen Leinensack von etwa 20 mal 35 Zentimeter mit Heublumen (Apotheke) und schnürt das offene Ende so zu, daß beide Schnurenden etwa 30 Zentimeter lang sind. Dieser Beutel wird in einen Topf mit abgekochtem, aber nicht mehr brodelndem Wasser gelegt. Nach 10 Minuten zieht man den Sack an den beiden Schnurenden, die außerhalb des Topfes geblieben sind, aus dem Wasser, eine zweite Person drückt mit Topfdeckeln das überschüssige Wasser aus dem Beutel und läßt es in den Topf fließen. Sobald die Temperatur des Heublumensackes körperverträglich geworden ist, wird er auf die gewünschte Stelle aufgelegt und mit einer Plastikfolie sowie einem Wolltuch bedeckt.

Das Heublumenwasser wird in der Zwischenzeit auf kleinem Feuer warm gehalten. Nach etwa 20 bis 40 Minuten wird die Packung nochmals im gleichen Wasser erwärmt und erneut aufgelegt. Dies kann 2- bis 3mal am Tag geschehen.

Nach der Abnahme des Heublumensackes muß die behandelte Stelle warm eingepackt und für ½ bis 1 Stunde warm gehalten werden. Vor dieser Anwendung überzeugt man sich, daß Herz und Kreislauf in Ordnung sind.

Anwendung: Bei Koliken, rheumatischen und anderen Schmerzen, Magen-Darm-Katarrhen, Asthma, Nieren- und Blasen-Erkrankungen, Ischialgie, Verkrampfungen und dadurch hervorgerufenem Kopfweh (im Nacken auflegen), Migräne (am Hinterkopf und im Nacken auflegen), Wirbelsäulenveränderungen usw.

Es sind auch Doppelpackungen möglich. Bei Nierensteinkoliken zum Beispiel kann man sowohl auf der Bauch- wie auch auf der Rückenseite über der Nierengegend je 1 Heublumensack auflegen.

H

Honigkur

Die hier folgende Honigkur, die alten Rezepten aus der Volksmedizin entstammt, kann auch dort noch helfen, wo jedes andere Mittel versagt hat. Wichtig dabei sind nur die genaue Einhaltung der Vorschrift und die Verwendung echten Naturhonigs. Zur Kur benötigt man je 50 Gramm **Schafgarbe (Herba Millefolii cum floribus)** und **Kamille (Flores Chamomillae)**, die man gut vermischt. Von dieser Mischung wird für ½ Tasse 1 gestrichener Teelöffel aufgegossen. Nach Abkühlung des Tees auf Trinkwärme gibt man den Honig wie folgt hinzu:

1. Woche ½ Teelöffel,
2. Woche 1 Teelöffel,
3. Woche 1½ Teelöffel,
4. Woche bis 7. Woche 2 Teelöffel,
8. Woche wie 3. Woche,
9. Woche wie 2. Woche,
10. Woche wie 1. Woche.

Nach Auflösung des Honigs trinkt man langsam, in kleinen Schlukken, die ganze Portion Tee, und zwar 1 Stunde vor dem Frühstück. Dies wiederholt sich 1 Stunde vor dem Mittagessen und 1½ Stunden nach dem Abendessen. Der Tee ist jedesmal frisch anzusetzen. Die Kur kann, wenn es die Schwere des Falles erfordert, nach einer Pause von 3 Wochen nochmals durchgeführt werden.

Verboten sind während der Kur: Alkohol, Kaffee und schwarzer Tee, kohlensäurehaltige Getränke, Coca-Cola und ähnliches, Most, Essigessenzen und alle scharfen Gewürze, Schweinefleisch und -fett sowie Zucker in jeder Form und das Rauchen.

Erlaubt sind: Obst, Fleisch in geringen Mengen, alle leichtverdaulichen Speisen, viel Frischgemüse und viel rohes Sauerkraut.

Anwendung: Bei allen schweren, chronischen oder schwer heilbaren Krankheiten und bei den sogenannten unheilbaren Leiden.

H

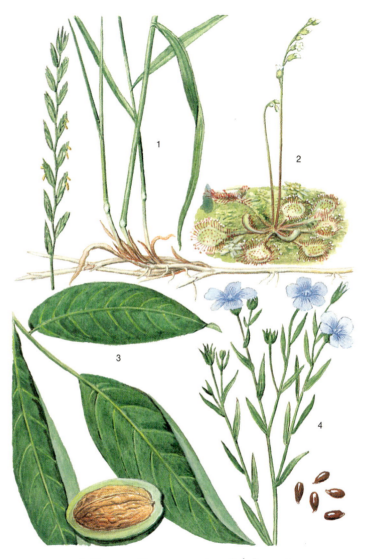

1 QUECKE *(Agropyron repens Pal. Beauv.)*
2 RUNDBLÄTTRIGER SONNENTAU *(Drosera rotundifolia L.)*
3 WALNUSSBAUM *(Juglans regia L.)*
4 LEIN, FLACHS *(Linum usitatissimum L.)*

J

Johanniskrautöl

Für das Johanniskrautöl füllt man die frisch abgezupften Blüten und Blätter des **Johanniskrautes (Herba Hyperici)** in ein großes, verschließbares Glas oder in eine Flasche mit weitem Hals und gießt die 3fache Menge an feinem Oliven- oder Maisöl darüber. Das Gefäß wird fest verschlossen und etwa 6 bis 8 Wochen an die Sonne oder, bei wenig Sonnenschein, in Herdnähe gestellt. Der Inhalt des Gefäßes muß öfters gut durchgeschüttelt werden. Hat das Öl nach Ablauf dieser Zeit eine leuchtend rote Farbe angenommen, seiht man alles durch ein feines Tuch und preßt den Rückstand gut aus. Zeigt sich später auf dem Öl eine wäßrige Absonderung, saugt man sie mit einem Gummischlauch ab.

Auf diese einfache Weise hat man eines der besten Naturheilmittel hergestellt, dessen Heilkraft bis zu 2 Jahren anhält.

Anwendung: äußerlich zur Einreibung bei Blutergüssen, Muskelverletzungen, Brandwunden, frischen Wunden, Geschwüren, Beulen, Hexenschuß, Gicht und Rheuma; *innerlich* teelöffelweise gegen Würmer, auf Zucker bei Leibschmerzen, Koliken, Schleimhautentzündungen des Darmes und bei Bettnässen der Kinder.

K

KNOBLAUCHSAFT

Ein viele Jahre haltbarer Knoblauchsaft wird folgendermaßen hergestellt: Man läßt 80 Gramm geschälte und feingehackte Knoblauchzehen in 200 Gramm Alkohol (mindestens 45 Prozent) 14 Tage in einer gut verschlossenen Flasche ziehen.

Die Flasche muß *täglich* mehrmals *durchgeschüttelt* werden. Danach gießt man alles durch ein feines Sieb und fügt 5 Tropfen **Angelikawurzelöl** (Apotheke) hinzu. Bei Bedarf nimmt man 3mal täglich 6 Tropfen.

Anwendung: Diese Tinktur ist gift- und seuchenwidrig, wirkt blutreinigend, appetitanregend, entzündungshemmend, krampflösend, blutdruckregulierend, stärkend auf die Abwehrorgane des Körpers, kreislauffördernd, herzstärkend und hemmend auf die Arterienverkalkung.

KOPF-DAMPF-INHALATION

Inhalationen mit dem Dampf von Kamillenabsud sind sehr heilsam. Während der Inhalation müssen Kopf und Gefäß mit einem großen Tuch gut verhüllt sein, und der Kopf muß so nahe als möglich über den Topf mit dem dampfenden Absud oder den Inhalator gehalten werden.

Nach der Dampf-Inhalation wäscht man Gesicht und Nacken mit kaltem Wasser. Auf keinen Fall sollte man ins Freie gehen, sondern am besten im Bett «weiterdünsten». Die Dauer der Dampf-Inhalation wird jedesmal um 5 Minuten verlängert. Man beginnt mit 10 Minuten und steigert von Mal zu Mal bis auf 30 Minuten.

Anwendung: Bei Erkrankungen der oberen Luftwege wie Nasen-, Stirn- und Nebenhöhlenentzündungen, bei Schnupfen, Rachen- und Kehlkopfkatarrhen und bei Mittelohrentzündung wie auch bei Bronchitis.

K

Krebsvorbeugung

Gegen Krebs läßt sich in einfacher und unschädlicher Weise vorbeugen, wenn man 3mal am Tag, etwa 1 Stunde vor den Mahlzeiten, 1 süße Mandel und rohen Knoblauch (⅓ Zehe) ißt.
Ballaststoffe wie Fasern in Obst und Gemüse, Kleie, Leinsamen und Vollkorn können vor Darmkrebs schützen.

Kropfvorbeugung

Der regelmäßige Genuß von Brunnenkresse wirkt gegen Kropf vorbeugend. Außerdem ist Brunnenkresse wassertreibend, blutreinigend und bewährt sich bei Hautunreinheiten.
Auch das

Bad Reichenhaller Jodsalz,

das wie normales Salz schmeckt, beugt dem Jodmangelkropf vor.

L

LEBENSVERLÄNGERUNG

Lebensverlängernd wirken Zwiebeln und die Vitamine A und E, wenn man sie täglich in geringen Dosen einnimmt. Bei Versuchstieren wurde allein mit Vitamin E eine Lebensverlängerung um 30 Prozent erzielt. Die amerikanische Soziologin Beard hat bei 8500 Menschen, die regelmäßig viel Zwiebeln aßen, festgestellt, daß sie das 100. Lebensjahr überschritten hatten. Zwiebeln sowie die Vitamine A und E verhindern Arteriosklerose, halten die Blutgefäße elastisch, fördern die Durchblutung und die Leistungsfähigkeit des Gehirns, steigern die Infektabwehr und die Spannkraft des Körpers und wirken ebenso kräftigend wie regulierend auf alle Organe des Körpers.

Bewährt hat sich das Präparat

A-E-Mulsin-forte-Trpf. (Mucos GmbH).

Von diesem Mittel, in dem beide Vitamine in leicht resorbierbarer Form vereint sind, nimmt man morgens und abends nüchtern 15 Tropfen direkt auf die Zunge, dazu täglich mindestens ½ rohe Zwiebel zu den Mahlzeiten und 1 Pfund rohes Faß-Sauerkraut in kleinen Portionen, über den Tag verteilt.

Sehr stark reduziert werden müssen dabei allerdings alle stark wirkenden Reiz- und Genußmittel wie Alkohol, Nikotin, Kaffee, Coca-Cola, scharfe Gewürze, Essenzen usw.

LEIBAUFLAGE

Die feuchte Auflage reicht vom Oberschenkelansatz bis kurz unter die Brustwarzen. Die nasse Auflage bedeckt nur den Bauch. Mit einem trockenen Tuch und einem Wolltuch wird danach der ganze Leib umwickelt.

Anwendung: Die *kalte Auflage* ist angezeigt bei nervösen Störungen allgemeiner Art, bei Herzerregungen, Trägheit des Darms und Entzündungen; aber nur dort, wo die Kühle als wohltuend empfunden wird.

Die *heiße Auflage* wendet man an bei Leibschmerzen und Leibkrämpfen, Gallenkoliken, Gallenblasenentzündung, Darmentzündung und bei mangelhaft funktionierender Verdauungstätigkeit des Magens.

LENDENWICKEL

Wie alle Wickel wird auch der Lendenwickel mit 3 Tüchern durchgeführt. Dieser Wickel reicht vom Bauchnabel bis zur Mitte der Oberschenkel, wobei man das nasse Tuch nur schwach ausdrückt. Auf die feuchte Auflage folgt ein größeres zweites Tuch und darüber ein noch größeres Wolltuch.

Will man mit dem *kalten* Wickel *Wärme entziehen*, so muß man den Wickel ziemlich feucht halten. Sobald er warm geworden ist, muß er erneuert werden.

Will man mit dem *kalten* Wickel *Wärme stauen*, so darf die nasse Auflage nur wenig feucht sein (gut auswringen). Wickel etwa 1 Stunde liegenlassen.

Will man mit dem *kalten* Wickel *Schweiß treiben*, so bleibt die nur wenig feuchte Packung länger als 1 Stunde liegen, bis eine kräftige Schweißbildung eingetreten ist.

Anwendung: Kalte Wickel sind angezeigt bei hohem Blutdruck, fieberhaften Gallenblasenerkrankungen, Stauungen von Gasen im Darm und bei Schlaflosigkeit.

Warme und *heiße Wickel* sind bei Koliken (Nieren-, Bauch-, Gallenkoliken), lokalen rheumatischen Beschwerden und Entzündungen der Bauch- und Beckenorgane sowie bei Schwellungen und Nierensteinen angebracht.

LUFTREINIGUNG

Im Krankenzimmer wirkt Weinessig, den man durch Aufgießen auf einen heißen Ziegelstein verdampfen läßt, luftreinigend.

M

MAGENBITTER

Zur Verbesserung der Verdauung kann man leicht einen Magenbitter selbst herstellen.

Benötigt werden dazu folgende Drogen:

Bitterkleeblätter (Folia Trifolii fibrini)	120 g
Tausendgüldenkraut (Herba Centaurii)	120 g
Rhabarberwurzel (Rhizoma Rhei)	80 g
Melissenblätter (Folia Melissae)	60 g
Löwenzahnwurzel (Radix Taraxaci)	60 g
Mariendistelsamen (Semen Cardui Mariae)	50 g
Wacholderbeeren (Fructus Juniperi)	50 g
Schafgarbenkraut (Herba Millefolii)	20 g
Wermutkraut (Herba Absinthii)	20 g
Kalmuswurzel (Rhizoma Calami)	20 g

Da die Beeren und Samen zerquetscht und die Wurzelteile fein zerschnitten werden müssen, läßt man sich vom Apotheker alle Teile einzeln geben.

Nach dem Mischen gibt man alles in eine 5-Liter-Flasche, gießt 3 Liter 90prozentigen Alkohol hinzu und läßt das Ganze 3 Tage lang ziehen. Dann kocht man 2 Liter Wasser ab, läßt es erkalten und gibt 1 Kilogramm Zucker hinzu. Diese Zuckerlösung wird unter Umrühren erhitzt und nur 1mal aufgekocht. Nach erneuter Abkühlung wartet man, bis die Lösung vollkommen klar geworden ist, gießt sie in die Flasche mit dem Kräuteransatz, schüttelt alles gut durch und stellt die fest verschlossene Flasche für 4 Wochen in die Nähe eines Ofens oder einer Heizung, so daß der Flascheninhalt immer eine Temperatur von etwa 22 Grad aufweist. Während dieser Zeit muß die Flasche täglich 2- bis 4mal kräftig durchgeschüttelt werden.

Nach 4 Wochen wird der Inhalt abgeseiht und der Rückstand gut ausgepreßt. Den so gewonnenen Magenbitter füllt man am besten in kleinere Flaschen ab.

Es wird stets nur ½ bis 1 Schnapsgläschen, ½ Stunde vor dem Mittagessen und ½ Stunde vor dem Abendessen, eingenommen.

Anwendung: Bei allen Verdauungsstörungen, bei Magenschwäche, ungenügender Magensaftproduktion, Blähungen, Appetitlosigkeit, Störungen des Gallenflusses, bei Sodbrennen, Druck und Völlegefühl, Darmträgheit und Magenbrennen.

Mandelmilch

Bei bestimmten Erkrankungen der Kinder, insbesondere der Säuglinge, spielt die Mandelmilch in der Therapie eine große Rolle. Ihre Herstellung ist sehr einfach.

Man überbrüht 300 Gramm süße Mandeln mit kochendem Wasser und zieht ihnen die braune Haut ab. Sobald die weißen Kerne wieder trocken sind, zerkleinert man sie in einer Mandelmühle. Danach werden sie in einem Mörser portionenweise kleingestoßen und verrieben, wobei man stets etwas abgekochtes und ausgekühltes Wasser hinzugibt. Die gesamte Masse wird in einer Schüssel mit etwa 1 Liter kaltem abgekochtem Wasser gut verrührt und in den Kühlschrank gestellt. Nach 3 Stunden seiht man das Ganze durch ein feines Tuch. Die so gewonnene Milch kann in einer gut gereinigten Flasche bis zu 24 Stunden im Kühlschrank aufbewahrt werden.

Wer dieses Verfahren scheut, holt sich aus der Apotheke **Emulsio amygdalarum dulcium** und verdünnt diese Emulsion mit der gleichen Menge Molke.

Auch das in Reformhäusern erhältliche Mandelpüree läßt sich zusammen mit abgekochtem und abgekühltem Wasser für Mandelmilch verwenden.

Anwendung: Bei kindlichen Ekzemen, bei Durchfall und bei Infektionen der Säuglinge, die mit Ernährungsstörungen einhergehen, sowie zur Kräftigung aller Kranken oder Genesenden.

M

MELASSEKUR

für die Melassekur rührt man in 1 Glas lauwarmes Wasser
1 gehäuften Teelöffel schwarze Melasse,
1 gehäuften Teelöffel Honig und
2 Teelöffel Apfelessig
(alles aus dem Reformhaus) und trinkt diese Portion 3mal täglich langsam in kleinen Schlucken.

Anwendung: Bei allen Stoffwechselstörungen und ihren Folgekrankheiten, außerdem zur Unterstützung bei der Behandlung aller chronischen Krankheiten.

MENSTRUATION

Um die Menstruation anzuregen, werden 2 gehäufte Teelöffel geriebener Meerrettich in ¼ Liter Rotwein gegeben, kurz aufgekocht und heiß getrunken.

MÖHRENSIRUP

Aus 250 Gramm gesäuberten und zerkleinerten Möhren (Karotten) wird der Saft gepreßt und mit Kandiszucker zu einem Sirup gekocht. Dann schneidet man die gleiche Menge roter Zwiebeln in Scheiben, bestreicht Stück für Stück mit Honig und legt sie übereinander in eine Schüssel. Nach 24 Stunden vermischt man den so gewonnenen Sirup mit dem Möhrensirup und bewahrt ihn im Kühlschrank auf. Davon nimmt man täglich, alle 2 Stunden, 1 Eßlöffel voll.

Anwendung: Bei Erkrankungen der Lungen und Bronchien, bei Hals- und Kehlkopfentzündungen, bei Erkältungs- und Infektionskrankheiten sowie bei Grippe.

NERVENSTÄRKUNG

Die Einnahme von täglich 10 süßen Mandeln wirkt nervenstärkend. Auch Konzentrationsschwäche läßt sich mit Mandeln behandeln. Dafür zerkaut und ißt man 5mal täglich, im Abstand von etwa 2 Stunden, je 3 Mandelkerne.

Besonders wirksam zur Kräftigung der Nerven und zur Verbesserung des Gedächtnisses ist zusätzlich zu den Mandeln die folgende Kur:

1 Teelöffel Apfelessig,
1 Teelöffel schwarze Melasse und
1 Teelöffel gestrichen voll Honig

(alles aus dem Reformhaus) werden in 1 Tasse mit warmem Wasser (nicht heißer, als man trinken kann) gemischt. Diese Menge wird 3mal am Tag sehr langsam und in kleinen Portionen etwa 6 Wochen lang getrunken.

Auch → ZWIEBELSIRUP ist ein gutes Nervenmittel. Siehe auch unter → NERVENSCHWÄCHE (Teil 1).

O

OSLO-FRÜHSTÜCK

In Norwegen erhalten alle Schulkinder eine obligatorische Mahlzeit, die als «Oslo-Frühstück» bekannt ist. Diese Speise besteht aus rohem Karottenbrei, der mit Haferbrei und Honig gemischt ist. Die dortigen Gesundheitsbehörden stellten fest, daß sich durch dieses Frühstück der Gesundheitszustand der Kinder ganz erheblich verbesserte und das Auffassungsvermögen wie die Leistung des Gedächtnisses enorm gesteigert wurden. Die früher so häufig beobachtete Unterrichtsermüdung der Kinder gehört dort der Vergangenheit an.

Ringelblumensalbe

Eine in ihrer Heilwirkung unübertroffene Heilsalbe kann man aus **Ringelblumen (Calendula officinalis)** selbst herstellen. Nach 3 aufeinanderfolgenden sonnigen Tagen holt man sich einige dieser Pflanzen und sucht die saubersten aus. Man schneidet die Blüten, Blätter und Stengel ziemlich klein und gibt 2 Handvoll in 250 Gramm siedendes Schweineschmalz, läßt das Ganze unter ständigem Umrühren ausprasseln und nimmt es dann vom Herd. Nun bleibt alles gut zugedeckt an einem warmen Ort stehen. Nach 3 Tagen erwärmt man das Ganze wieder so lange, bis das Fett flüssig ist, und seiht es dann durch ein Tuch. Der Inhalt des Tuches läßt sich durch Zusammendrehen gut auspressen. Die Rückstände können für Auflagen mehrfach verwendet werden. Die Salbe kühl aufbewahren. Für die Behandlung bestreicht man die kranke Stelle dick mit der Salbe, legt ein Stück Verbandmull und eine dünne Plastikfolie darüber und fixiert alles mit Binden oder Pflaster.

Anwendung: Bei Blutergüssen, Quetschungen, Zerrungen, eitrigen Wunden, krebsartigen Geschwüren, Krampfadern, Venenentzündungen, Fisteln, Frostbeulen, Geschwüren, Brustkrebs usw.

Ringelblumentinktur

2 Handvoll **Ringelblumenblüten (Flores Calendulae)** werden in 1 Liter Kornschnaps angesetzt. Die Flasche wird während 6 Wochen an einen warmen Ort gestellt und täglich kräftig geschüttelt. Nach dem Durchseihen und Ausdrücken des Satzes gibt man die Flüssigkeit in eine verschließbare Flasche und bewahrt sie kühl und dunkel auf. Für die Behandlung muß die Tinktur zu gleichen Teilen mit abgekochtem Wasser verdünnt werden!

Anwendung: Für Auflagen und Umschläge bei eitrigen oder sonstigen Wunden, bei bösartigen Brustgeschwüren (Brustkrebs) sowie anderen Geschwüren und Beulen, bei Quetschungen, Muskelzerrungen und bei wundgelegenen, offenen Stellen.

S

Salz-Kirsch-Wasser

Aus Salz und reinem **Kirschbranntwein** läßt sich eine Einreibung herstellen, die auf und über den Elektrolythaushalt des Körpers wirkt und bei vielen schmerzhaften Prozessen hilft. Das Salz sollte gut trocken sein und muß, falls es klumpig ist, fein zerstoßen werden. Davon gibt man 7 gestrichen volle Eßlöffel in eine saubere Flasche, füllt mit 1 Liter Kirschwasser auf und schüttelt alles etwa 1 Stunde lang durch, bis sich das Salz völlig aufgelöst hat. Nach 2 Stunden, wenn sich das Salz gesetzt hat, ist das Salz-Kirsch-Wasser gebrauchsfertig. Man reibt immer zuerst den ganzen Kopf einschließlich Gesicht, Hals, Nacken und die Stellen hinter den Ohren ein und erst danach die schmerzende Partie. Die Einreibung wird nur abends vorgenommen.

Merke: Dieses Mittel ist nur wirksam, wenn echter Kirschschnaps verwendet wird.

Anwendung: Bei allen schmerzhaften Prozessen, wie zum Beispiel Rheuma, Gicht, Migräne, Seitenstechen, Verrenkungen, Herzschmerzen, Gelenkbeschwerden usw.

Sauerkraut-Apfel-Kur

Diese einfache Kur wirkt reinigend auf den Organismus.

Während der Kur ißt man 3 Tage lang mindestens 500 Gramm rohes Sauerkraut und dazu 1 bis 2 Kilo rohe, ungeschälte Äpfel (aus ungespritztem Anbau). Alle anderen Speisen sind zu meiden. Getrunken werden darf frisches Wasser, naturbelassener Apfelsaft und Sauerkrautsaft. Es müssen täglich mindestens 2½ bis 3 Liter Flüssigkeit zugeführt werden (Ausnahme: Herz- oder Nieren-Insuffizienz!).

Anwendung: Bei anhaltendem Unwohlsein, fortwährender Magen-Darm-Verstimmung, chronischer Aufblähung und Übelkeit, beständiger Kreislaufschwäche, chronischem Kopfschmerz und zur Darmreinigung.

S

SCHIMMELPILZ

Schimmelpilz erzeugt das zu Leberkrebs führende *Aflatoxin*, das selbst dort, wo der Schimmel noch nicht sichtbar ist, schon vorhanden ist. Deshalb sollte man, zum Beispiel bei Brot, nicht nur den Schimmel wegschneiden, sondern stets auch die tiefere Umgebung. Käseschimmel hingegen ist völlig ungefährlich.

SCHWITZBAD

Es ist sehr zu bedauern, daß dieses aus altem Heilschatz stammende wunderwirkende Bad so sehr in Vergessenheit geraten ist. Da es einige Umstände bereitet, scheint es nicht mehr in unsere hektische Zeit zu passen. Doch wer einmal schädliche Nebenwirkungen von Medikamenten erfahren hat oder weiß, daß weltweit rund 6 Prozent aller Krankenhauseinlieferungen durch Arzneimittelschäden erfolgen, der nimmt gern die Mühe eines Schwitzbades auf sich.

Man übergießt dazu 500 Gramm Heublumen (aus der Apotheke; falls vom Bauern, weniger als 1 Jahr alt) mit so viel kochendem Wasser, daß sie gut bedeckt sind, läßt sie 15 Minuten ziehen und gießt dann das Wasser ab. Die gleichen Heublumen übergießt man nochmals mit kochendem Wasser, läßt sie 10 Minuten kochen und mischt danach den Abguß mit dem ersten Absud.

In einem zweiten Topf läßt man 1 bis 1½ Liter Wasser für das folgende schweißtreibende Teegemisch aufkochen:

Lindenblüten (Flores Tiliae) 10,0 g
Holunderblüten (Flores Sambuci) 10,0 g
Kamillenblüten (Flores Chamomillae) 10,0 g

Von diesem Gemisch überbrüht man pro Tasse 1 gehäuften Teelöffel. Der Tee muß 5 Minuten ziehen und soll etwa 10 Minuten vor dem Schwitzbad getrunken werden. Er treibt nicht nur den Schweiß, er schützt auch vor dem Kollabieren.

Nun wird der Heublumenabsud dem Badewasser (Temperatur nach Verträglichkeit bis zu 40 Grad) hinzugegeben. Bei Herzkran-

S

ken darf das Badewasser nur bis unterhalb des Herzens reichen. Während des Bades trinkt man 1 Glas heißes Wasser, in das man den Saft von ½ Zitrone und 1 Teelöffel Honig eingerührt hat.

Das Bad sollte 20 Minuten oder länger dauern, zumindest so lange, bis reichlich Schweiß vom Kopf rinnt. Nach dem Verlassen der Wanne trocknet man sich nur oberflächlich ab, umwickelt den Körper mit einem großen Laken und einem Badetuch und legt sich in das vorgewärmte Bett. Die Handflächen, in denen Schweißzentren liegen, legt man eng an den Körper.

Im Bett ist nochmals heißes Zitronenwasser zu trinken. Je nach Verträglichkeit kann man 20 bis 60 Minuten lang schwitzen. Nach dem Auspacken und dem Abtrocknen sollte man etwa ½ Stunde liegenbleiben und Flüssigkeit zuführen. Falls das Schwitzbad zur Entfettung gemacht wurde, darf nichts nachgetrunken werden.

Anwendung: Bei allen fieberhaften Infekten wie Erkältungskrankheiten, Bronchitis, Grippe, Rheuma, Gicht, Fettsucht und Krampfzuständen sowie bei ungenügender Entgiftung des Organismus. Das Schwitzbad eignet sich nicht für geschwächte Personen!

W

WACHOLDERBEERSIRUP

Bei der Lungentuberkulose der Kinder dürfte es wohl kaum ein besseres Heilmittel als Wacholderbeersirup geben.

Für die Herstellung dieses Sirups werden in 1½ Liter Wasser 250 Gramm Wacholderbeeren weich gekocht, gut zerdrückt und nochmals aufgekocht (verdampfte Flüssigkeit ständig ersetzen). Danach wird alles durch ein Sieb passiert. Ist der Saft abgekühlt, rührt man so viel guten Bienenhonig ein, bis ein dickflüssiger Sirup entstanden ist. Dieser Sirup wird in gut gereinigten und verschließbaren Gläsern oder Flaschen im Kühlschrank aufbewahrt. Kinder erhalten davon 3mal täglich, 1 Stunde vor den Hauptmahlzeiten, je 1 Teelöffel voll, Erwachsene müssen 3mal 2 Teelöffel einnehmen.

Anwendung: Bei Lungentuberkulose, infektiösen Lungenleiden, schwerer Bronchitis und Bronchialkatarrh.

WADENWICKEL

Wadenwickel haben vielseitige Wirkungen. Meist aber werden sie nur zur Senkung hohen Fiebers, besonders bei fiebernden Kindern, angewandt, wo sie allerdings schnell und zuverlässig wirken. Zum Tränken der Tücher wird nur Wasser oder ein Gemisch aus Wasser und Obstessig oder Wasser und Heublumenabsud verwendet. Pro Bein sind stets 3 Tücher nötig, und zwar ein grobes Leinentuch als nasser Wickel, ein etwas größeres, feines Leinentuch als trockener Wickel und darüber ein noch größeres Wolltuch.

Wickel jeder Art sollten stets im Bett gemacht und die Kranken, auch nach dem Abwickeln, gut zugedeckt werden.

Anwendung: Kalte Wadenwickel werden angelegt bei Fieber, bei allen (auch chronischen) Erkrankungen der Atemwege, bei Blutfülle im Kopf, bei Halserkrankungen sowie bei Entzündungen der Lymphgefäße und der Venen. Aber auch als Schlafmittel haben sich kalte Wadenwickel bewährt. *Heiße Wadenwickel* kommen nur bei Ischiasschmerzen und Wadenkrämpfen zur Anwendung.

W

WEIZENSCHLEIMKUR

Eine viel zuwenig bekannte und in ihrer Heilwirkung unvergleichliche therapeutische Maßnahme ist die Weizenschleimkur.

Je nach Größe und Gewicht des Kranken werden täglich ½ bis 1 Kilogramm rohe, aber gewaschene Weizenkörner 3 bis 3½ Stunden in Wasser gekocht. Dabei ist ständig umzurühren und die verdampfte Flüssigkeit zu ersetzen. Hat sich ein dickflüssiger Brei gebildet, passiert man alles durch ein feines Sieb, um die Schalen auszusondern. Von diesem Schleim werden pro Tag 4 Teller gegessen. Der Schleim kann mit Traubenzucker bestreut werden. Andere Speisen sind während der Kur verboten und auch nicht nötig, da diese Diät nicht schwächt. Nur etwas weiches Obstkompott ist zusätzlich erlaubt. An Getränken dürfen, *je nach Indikation*, folgende Tees genossen werden:

Magen-Darm-Tee (Infirmarius-Rovit),
Rheuma-Gicht-Tee (Infirmarius-Rovit),
Blasen-Nieren-Tee Uroflux vegetabile (Nattermann),
Haut- und Blutreinigungstee (Infirmarius-Rovit),
Leber-Galle-Tee (siehe Teil 3),
Kopfschmerz- und Migränetee (siehe Teil 3),
Spezies Sklero-Diabeticum (Infirmarius-Rovit).

Der Tee ist ungesüßt zu trinken.
Eine Kur dauert je nach Alter des Patienten und nach Alter der Krankheit 5 bis 20 Tage.

Die medikamentöse Behandlung soll während der Kur unterbrochen und erst nach deren Beendigung fortgesetzt werden. Außerdem ist es ratsam, nur homöopathische oder biologische Medikamente zu verwenden.

Anwendung: Bei allen Schleimhauterkrankungen des Magen-Darm-Traktes, zur Leberentlastung und -entgiftung, zur Nierenentgiftung, zur Blut- und Hautreinigung, bei Rheuma, Gicht und

Arteriosklerose, zur Darm- und Körperentschlackung, bei chronischem Kopfschmerz sowie zur Gesamtumstimmung des Organismus.

WERMUTTINKTUR

Ein vorzügliches Magenmittel läßt sich zubereiten aus:

Wermutkraut (Herba Absinthii)	12,0 g
Enzianwurzel (Radix Gentianae)	5,0 g
Kalmuswurzel (Rhizoma Calami)	5,0 g
Orangenschalen	5,0 g

Diese gut zerkleinerten Drogen werden in 250 Gramm Weingeist angesetzt und in einer gut verschlossenen Flasche an einen warmen Platz gestellt. Die Flasche muß mehrmals täglich geschüttelt werden. Nach 10 Tagen wird die fertige Tinktur abgeseiht und an einem kühlen Platz gut verschlossen aufbewahrt.

Davon nimmt man 3mal täglich, ½ Stunde vor dem Essen, 15 Tropfen der Tinktur in 15 Tropfen Wasser.

Anwendung: Bei allen Magenbeschwerden und bei Appetitlosigkeit.

Z

Zitronensirup

1 gut gewaschene Zitrone (mit Schale) wird auf kleinem Feuer 10 Minuten lang gekocht. Nach Abkühlung wird sie in 2 Hälften geteilt und mit einer Zitronenpresse gut ausgedrückt. Den Saft gibt man in 1 Trinkglas und fügt 30 Gramm (2 Eßlöffel) Glyzerin hinzu. Nachdem beides gut vermischt wurde, füllt man das Glas mit Honig auf und verrührt alles gut. Vor jedem Gebrauch muß der Sirup umgerührt werden.

Bei Hustenanfällen am Tag genügt meist 1 Teelöffel voll. Wird man nachts vom Reizhusten geplagt, nimmt man je 1 Teelöffel vor dem Schlafengehen und in der Nacht. Tritt der Husten in einer schweren Form auf, wird morgens nüchtern, am Vormittag, nach dem Mittagessen, am Nachmittag, 1 Stunde nach dem Abendessen sowie kurz vor dem Schlafengehen je 1 Teelöffel eingenommen. Nach Besserung reduziert man auf ½ Teelöffel. Bei starker Verschleimung und bei schmerzenden Bronchien wendet man statt dessen oder zusätzlich →Zwiebelsirup an.

Anwendung: Bei Hustenreiz und quälenden Hustenanfällen, die tagsüber die Ruhe oder nachts den Schlaf stören.

Zwiebelkur

Die Kenntnis von der stark entwässernden Wirkung der Zwiebel ist uralt.

Die Zwiebelkur hilft auch dann noch, wenn alle anderen Medikamente versagen. Für die Kur bereitet man aus 15 mittelgroßen Zwiebeln einen Salat mit etwas Öl, Sahne und Zitrone zu oder mischt die zerkleinerten Zwiebeln mit entsprechend viel Honig. Diesen Salat ißt man über den Tag verteilt. Die Kur wird täglich und so lange durchgeführt, bis sich der Erfolg einstellt. Sie schadet auch dann nicht, wenn man sie wochenlang macht.

Anwendung: Bei Ödemen und Wasseransammlungen in den Beinen, im Bauch, im Herzbeutel, in der Leber oder anderswo.

Z

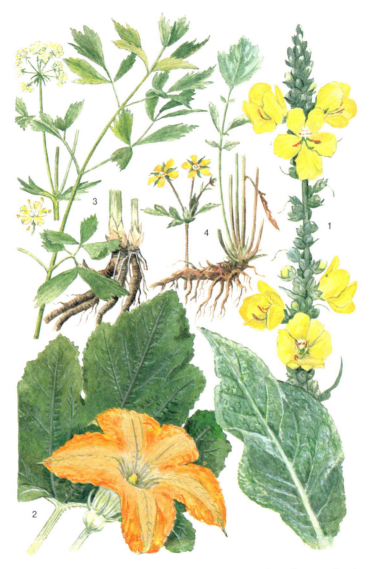

1 KÖNIGSKERZE *(Verbascum phlomoides L. und V. thapsiforme Schrad.)*
2 KÜRBIS *(Cucurbita pepo L.)*
3 LIEBSTÖCKEL *(Levisticum officinale Koch)*
4 ECHTE NELKENWURZ *(Geum urbanum L.)*

Z

ZWIEBELSIRUP

Kein Mittel hat bei Erkrankungen der Bronchien diese überragende Heilkraft wie der selbst zubereitete Zwiebelsirup.

Für den Sirup schält man 5 große (möglichst rote) Zwiebeln, schneidet sie in Scheiben und setzt sie mit etwa 8 Eßlöffel gutem, aber kristallisiertem Honig in einer Schlüssel an. Unter häufigerem Umrühren bleibt alles 20 bis 24 Stunden stehen. Den entstandenen Sirup gießt man in eine gut gereinigte Flasche und bewahrt sie verschlossen im Kühlschrank auf. Im Krankheitsfall nimmt man 3mal täglich bis stündlich 1 Eßlöffel unverdünnt.

Anwendung: Bei allen Erkrankungen der Bronchien wie Bronchitis, Husten und starke Verschleimung, bei schmerzhaftem Husten und bei vermindertem oder erschwertem Auswurf.

Regelmäßiger Genuß des Zwiebelsirups kräftigt auch die Potenz.

ZWIEBELWEINGEIST

Man schneidet 600 Gramm geschälte Zwiebeln klein, quetscht sie zu Brei und reibt sie durch ein Sieb. Dann gibt man 100 Gramm echten Bienenhonig und 600 Gramm guten Weißwein hinzu, vermischt alles gut und bewahrt es in einer verschlossenen Flasche kühl und dunkel auf.

Bei akuter Erkältung nimmt man stündlich, nach Besserung 3mal täglich 1 Eßlöffel.

Bei Wassersucht muß man täglich 100 Gramm, in schweren und bedrohlichen Fällen 200 Gramm löffelweise einnehmen.

Anwendung: Bei Erkältung, Schnupfen, Husten, Bronchitis, Grippegefahr und bei Wassersucht.

TEIL 3
Teerezepte

Überzeugt vom Wert der Heilpflanzen, die ich selbst sehr oft anwandte und verordnete und die auch heute noch in meinem Leben eine große Rolle spielen, möchte ich hier auf einige bewährte Teerezepturen eingehen.

Es ist bedauerlich, daß der Gebrauch der Heilpflanzen so sehr vernachlässigt wurde und sie allmählich in Vergessenheit gerieten. Kräuter, wie sie uns die Natur liefert, oder deren Säfte können in ihrer Zusammensetzung und Reinheit und in ihrer Wirkung niemals von den Produkten der modernen chemischen Fabriken überboten oder in ihrer Unschädlichkeit nachgeahmt werden.

Es sollen hier keinesfalls der Wert und die Notwendigkeit der Chemotherapeutika bestritten werden, doch sollte ihr Gebrauch auf das notwendige Minimum begrenzt bleiben. Dort, wo mit natürlichen Mitteln geholfen werden kann, sollte der Körper nicht mit chemischen Stoffen belastet werden. Der Herrgott läßt auf jedem Stückchen Erde eine Vielzahl von Kräutern wachsen, so daß für jedes Weh Hilfe gefunden werden könnte, würde man sich bemühen, Gottes großen Arzneigarten besser kennenzulernen.

Während noch gegen Ende des vergangenen Jahrhunderts die Arznei- und Heilkräuter einen wesentlichen Bestandteil der ärztlichen Heilkunst ausmachten, sind in unserer Zeit der Griff zur Spritze und die Verordnung von Pillen zur Routine geworden. Wenn man aber bedenkt, daß heute 30 Prozent der gesamten zivilisierten Bevölkerung chronisch krank sind und daß etwa 6 Prozent aller in ein Krankenhaus eingelieferten Patienten durch Arzneimittelnebenwirkungen erkrankten oder durch Arzneimittelschäden leidend wurden, so muß sich doch der Gedanke aufdrängen, daß in der Medizin ein falscher Weg eingeschlagen worden ist. Dieser Irrweg der Medizin führte aber nicht erst in unseren Jahren zu akuten Problemen. Schon Goethe ließ seinen Faust sagen:

> «So haben wir mit höllischen Latwergen
> In diesen Tälern, diesen Bergen,
> Weit schlimmer als die Pest getobt.»

(Das Wort «Latwerge» bedeutete damals «Arznei».)

Mit den in Vergessenheit geratenen Heilpflanzen ging natürlich auch das Wissen über ihre Bedeutung, ihre richtige Zubereitung und Anwendung verloren. Deshalb bleibt es heute oftmals dem Patienten überlassen, zu erraten, wie dieses oder jenes Kraut zu einem Tee bereitet, angewandt oder dosiert wird.

Die richtige Teeanwendung beginnt mit der Zusammenstellung der Drogen nach einem Rezept. Um Verwechslungen, Irrtümer und Fehlanfertigungen zu vermeiden, ist es ratsam, bei Bestellung einer hier angegebenen Teemischung dem Apotheker dieses Buch mit der entsprechenden Rezeptur vorzulegen. Beim Kauf in der Apotheke wird der Gefahr vorgebeugt, überalterte Drogen zu verwenden oder, bei Eigenanfertigung, eventuell nicht den Vorschriften des Arzneimittelgesetzes zu entsprechen. Da durch Sauerstoffeinwirkung die ätherischen Anteile in den getrockneten Kräutern bei zu langer Lagerung verlorengehen, dürfen nur frische, d. h. einjährige Drogen verwendet werden.

Für einen **Aufguß** oder für eine **Abkochung** benötigt man gewöhnlich pro Tasse Wasser 1 gehäuften Teelöffel der Droge, wobei die Tasse nicht mehr als 150 Kubikzentimeter enthalten sollte.

Wenn auch allgemein die Tagesdosis 3- bis 4mal 1 Tasse Tee beträgt, läßt sich daraus noch keine Regel ableiten. Richtiger und wichtiger ist, je nach Krankheit, Gewicht und Alter des Patienten zu dosieren. So genügen zum Beispiel bei **alten chronischen Leiden** morgens und abends je 1 Tasse Tee. Noch besser ist es, wenn diese Patienten den Tee schluckweise alle 15 oder 30 Minuten trinken. Dies gilt auch für Krankheiten mit hohem Fieber und für Kinder sowie für alle Fälle, in denen nicht zuviel Flüssigkeit zugeführt werden darf.

Bei **akuten Krankheiten** werden je nach Körpergewicht und Konstitution des Patienten 4 bis 8 Tassen Tee pro Tag getrunken. Der geschwächte, abgemagerte wird dabei weniger, der große, kräftige Mensch mehr zu sich nehmen.

Kinder zwischen 4 und 15 Jahren erhalten stets nur ½ Tasse; **Kindern zwischen 2 und 4 Jahren** gibt man ¼ Tasse; und **Kleinstkinder** erhalten während eines ganzen Tages insgesamt nicht mehr als ½ Tasse, wobei der Tee teelöffelweise, über den ganzen Tag verteilt, zu geben ist.

Fieberkranke sollten den Tee nur abgekühlt trinken. Bei **Krämpfen, Koliken,** zur **Schweißtreibung** oder **Erwärmung** des Kranken wird heißer Tee gereicht. **Tee-Einläufe** und **-Auflagen** hingegen müssen unter Körpertemperatur, etwa bei 28 Grad, liegen.

Ein Tee sollte auf keinen Fall mit Zucker, sondern nach Abkühlung auf Mundwärme nur mit gutem Honig gesüßt werden.

Am besten wirkt ein Tee, wenn man ihm je einen Teelöffel Apfelessig und Honig beifügt und das nötige Quantum schluckweise, über den ganzen Tag verteilt, trinkt. Eine ebenso gute Wirkung läßt sich erzielen, wenn der Tee nüchtern und abends vor dem Schlafengehen getrunken wird, ausgenommen natürlich jene Tees, die zeitlich gebunden sind. Dazu gehören zum Beispiel alle galletreibenden Tees, die nur bis spätestens 18 Uhr genommen werden dürfen, ferner jene Teesorten, die die Funktionen der Magen-Darm-Drüsen und die Sekretion der Säfte anregen, wie zum Beispiel Bittermittel. Diese Teearten werden stets 10 bis 15 Minuten vor den Mahlzeiten genommen. Ansonsten beginnt man mit dem Teetrinken 1½ bis 2 Stunden vor dem Essen.

Erstverschlimmerungen gelten, wie in der Homöopathie, als positive Zeichen und sind kein Anlaß, die Kur abzubrechen.

Die Zubereitung eines Tees ist von größter Wichtigkeit.

Der **Aufguß** (Infusum) dürfte heute die üblichste Form der Teezubereitung sein. Man übergießt dabei die Drogen mit kochendem Wasser und läßt den Tee unter wiederholtem Umrühren 10 Minuten ziehen. Das verwendete Gefäß sollte möglichst aus Keramik sein und mit einem passenden Teller zugedeckt werden. Der Aufguß wird durch ein feines Sieb oder durch ein Mulltuch abgegossen.

Der **Kaltwasserauszug** ist, ebenso wie der Warmwasserauszug, dort angebracht, wo enthaltene Stoffe vor hoher Wärmeeinwirkung zu schützen sind oder wo man Wert auf die Erhaltung des Pflanzenaromas legt. Hierbei wird die Droge nur mit entsprechend viel kaltem Wasser übergossen. Man läßt alles 6 bis 12 Stunden stehen, rührt einige Male um und seiht ab. Möchte man diesen Tee warm trinken, darf er nur im Wasserbad erwärmt werden.

Wurzeln, Rinden und **Hölzer** können ebenfalls im Kaltverfahren zubereitet werden, nur müssen sie wenigstens 24 Stunden lang auslaugen. Nach dem Abgießen werden die Drogen nochmals mit kochendem Wasser übergossen, etwa 5 bis 10 Minuten gekocht und dann abgeseiht. Erst nach Abkühlung gießt man diesen Aufguß dem Kaltauszug bei.

Der Erfolg einer Teeanwendung ist wesentlich größer, wenn die Behandlung mit anderen therapeutischen Maßnahmen kombiniert wird. Vor allem darf man nicht erwarten, daß ein Tee von einer Stunde zur anderen hilft.

A

ARTERIENVERKALKUNG

Rp.

Mistel (Herba Visci)	25,0 g
Stiefmütterchen (Herba Violae tricoloris)	15,0 g
Süßholz (Radix Liquiritiae)	15,0 g
Schwarze Johannisbeerblätter (Folia Ribis nigri)	10,0 g
Weißdorn (Flores Oxyacanthae)	8,0 g
Blasentang (Fucus vesiculosus)	5,0 g
Sonnentau (Herba Droserae rotundifoliae)	2,0 g

M. f. spec. D. S.: 3mal täglich 1 gehäuften Teelöffel pro Tasse Wasser aufgießen, 5 Minuten ziehen lassen und schluckweise trinken.

Anwendung: Bei Arteriosklerose.

A

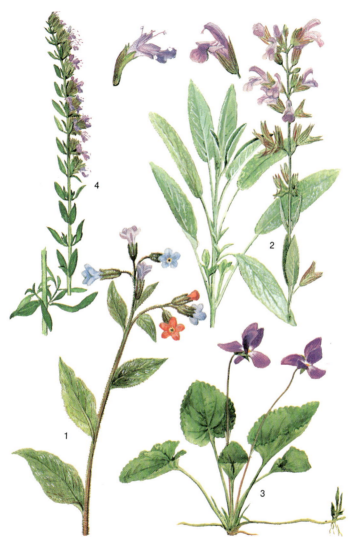

1 ECHTES LUNGENKRAUT *(Pulmonaria officinalis L.)*
2 SALBEI *(Salvia officinalis L.)*
3 WOHLRIECHENDES VEILCHEN *(Viola odorata L.)*
4 YSOP *(Hyssopus officinalis L.)*

BLÄHUNGEN

Rp.
Anis (Fructus Anisi) 30,0 g
Dill (Fructus Anethi) 25,0 g
Wermut (Herba Absinthii) 15,0 g
Baldrian (Radix Valerianae) 10,0 g
Kümmel (Fructus Carvi) 10,0 g
Fenchel (Semen Foeniculi) 10,0 g

M. f. spec. D. S.: Abends 5 gehäufte Teelöffel mit 3 Tassen kaltem Wasser ansetzen, morgens erhitzen, 1 Minute kochen lassen, abgießen und ½ Stunde vor jeder Mahlzeit 1 Tasse schluckweise trinken.

Ebenso hilfreich sind

Rp.
Heublumen (Flores Graminis) 50,0 g

D. S.: Pro Tasse 1 gehäuften Teelöffel aufgießen; je ½ Tasse Tee ½ Stunde vor und 1 Stunde nach dem Essen schluckweise trinken.

Anwendung: Bei Blähungen.

BRONCHIAL- UND HUSTENTEE

Rp.
Schafgarbe (Herba Millefolii) 30,0 g
Thymian (Herba Thymi) 20,0 g
Spitzwegerich (Folia Plantaginis) 15,0 g
Lungenkraut (Herba Pulmonariae) 15,0 g
Süßholz (Radix Liquiritiae) 10,0 g
Eibischwurzel (Radix Althaeae) 10,0 g
Salbei (Folia Salviae) 10,0 g
Fenchel (Semen Foeniculi) 5,0 g
Anis (Fructus Anisi) 5,0 g

B

M. f. spec. D. S.: 4mal täglich 1 gehäuften Teelöffel pro Tasse aufgießen und 5 Minuten ziehen lassen. In jede Tasse Tee nach Abkühlung auf Mundwärme 1 Teelöffel Honig einrühren und schluckweise trinken.

Anwendung: Bei Husten, Bronchitis und Verschleimung.

Darmkoliken der Kinder

Rp.

Kamille (Flores Chamomillae)	30,0 g
Majoran (Herba Majoranae)	20,0 g
Fenchel (Semen Foeniculi)	20,0 g
Kümmel (Fructus Carvi)	15,0 g
Baldrian (Radix Valerianae)	15,0 g

M. f. spec. D. S.: Pro Tasse 1 gestrichenen Teelöffel aufgießen und 5 Minuten ziehen lassen. Nach Abkühlung in jede Tasse Tee etwa 1 runde Messerspitze Honig einrühren. Man trinkt schluckweise, über den Vormittag und über den Nachmittag verteilt, jeweils ½ Tasse des Tees und nimmt 10 Minuten vor jeder Mahlzeit 1 Eßlöffel voll. Vor dem Schlafengehen nimmt man nochmals ½ Tasse.

Zur sofortigen Linderung des Kolikschmerzes kann ein warmer → Heublumensack (siehe Teil 2) auf den Bauch gelegt werden.

Anwendung: Bei Koliken im Bauchraum, besonders bei Darmkoliken der Kinder.

H

Haustee

Rp.
Erbeerblätter (Folia Fragariae)
Brombeerblätter (Folia Rubi fruticosi)
Himbeerblätter (Folia Rubi idaei)
Waldmeisterkraut (Herba Matrisilvae)
Thymian (Herba Thymi)
Rosmarin (Folia Rosmarini)
Baldrian (Radix Valerianae)
Apfelschalen   aa 15,0

M. f. spec. D. S.: 1 Eßlöffel pro Tasse aufgießen und 5 Minuten ziehen lassen. Mehrmals täglich 1 Tasse trinken.

Anwendung: Dieser Haustee ist als Gesundheitstee und als tägliches Getränk für die ganze Familie zu verwenden. Kalt wirkt er erfrischend, kräftigend, aufbauend; warm wirkt er abwehrsteigernd und vorbeugend gegen Infektionen, regt den Appetit an, kräftigt Herz und Kreislauf, stärkt die Nieren, ist krampflösend und keimtötend.

KEUCHHUSTEN

Rp.
Gartenthymian (Herba Thymi) 50,0 g
Lungenkraut (Herba Pulmonariae) 30,0 g
Lungenmoos (Herba Pulmonariae arboreae) 20,0 g
Schlüsselblume (Flores Primulae) 20,0 g
Flohsamen (Semen Psylii) 10,0 g
Sonnentau (Herba Droserae rotundifoliae) 10,0 g
Fenchel (Semen Foeniculi) 10,0 g

M. f. spec. D. S.: Pro Tasse 1 gehäuften Teelöffel aufgießen und 10 Minuten ziehen lassen. Kleinere Kinder zwischen 2 bis 4 Jahren erhalten 3mal ½ Tasse schluckweise, größere Kinder 2 Tassen schluckweise und Erwachsene 3 Tassen am Tag. Jeder Tasse Tee ist nach Abkühlung auf Trinkwärme 1 Teelöffel Honig beizumischen.

Anwendung: Bei Keuchhusten.

KOPFSCHMERZ

Rp.
Schlüsselblume (Flores Primulae) 25,0 g
Tausendgüldenkraut (Herba Centaurii) 20,0 g
Mistel (Herba Visci) 20,0 g
Melisse (Folia Melissae) 15,0 g
Baldrian (Radix Valerianae) 10,0 g
Veilchen (Flores Violae) 10,0 g

M. f. spec. D. S.: Pro Tasse Wasser 1 gehäuften Teelöffel aufgießen und 1 Teelöffel Honig einrühren. 3mal täglich 1 Tasse schluckweise und vor dem Schlafengehen nochmals 1 Tasse trinken.

Anwendung: Bei nervösem Kopfschmerz.

K

KOPFSCHMERZ MIGRÄNE

Rp.

Majoran (Herba Majoranae)	30,0 g
Johanniskraut (Herba Hyperici)	25,0 g
Kamille (Flores Chamomillae)	25,0 g
Baldrian (Radix Valerianae)	15,0 g
Lavendel (Flores Lavendulae)	15,0 g
Melisse (Folia Melissae)	15,0 g
Mistel (Herba Visci)	15,0 g
Wegwarte (Radix Cichorii)	10,0 g

M. f. spec. D. S.: Nur im Kaltauszug! 2 gehäufte Eßlöffel mit etwa 400 bis 450 Kubikzentimeter kaltem Wasser ansetzen, 8 bis 10 Stunden ziehen lassen und abseihen. Vor dem Trinken diese Menge teilen, im Wasserbad erwärmen und danach 1 Teelöffel → ZWIEBELSIRUP (siehe Teil 2) einrühren. Davon (also von etwa 200 Kubikzentimeter) wird je *die Hälfte* ½ Stunde vor und 1 Stunde nach dem Frühstück getrunken. Mit der übrigen Menge verfährt man ebenso zum Abendessen. Der Tee muß langsam und schluckweise getrunken werden.

Anwendung: Bei starkem, chronischen Kopfschmerz und bei Migräne.

L

LEBER-GALLE

Dr. B. Aschner (1883–1960) empfiehlt die folgende Teemischung:

Rp.
Ringelblume (Flores Calendulae) 2,0 g
Enzian (Radix Gentianae) 5,0 g
Fenchel (Fructus Foeniculi) 5,0 g
Kümmel (Fructus Carvi) 5,0 g
Kamille (Flores Chamomillae) 5,0 g
Hauhechel (Radix Ononidis) 8,0 g
Faulbaum (Cortex Frangulae) 10,0 g
Schöllkraut (Herba Chelidonii) 10,0 g
Pfefferminze (Folia Menthae piperitae) 20,0 g
Löwenzahn (Radix Taraxaci cum herba) 30,0 g

M. f. spec. D. S.: 1 Eßlöffel des Gemischs mit ¼ Liter kochendem Wasser übergießen und 5 Minuten ziehen lassen. Morgens und mittags je 1 Tasse, 10 Minuten vor dem Essen, warm trinken (abends keine galletreibenden Mittel).

Anwendung: Bei akuten entzündlichen und nichtentzündlichen Lebererkrankungen, Gallenblasen- und Gallenwegentzündungen, verzögertem Verlauf bei Virus-Hepatitis.

LEUKÄMIE

Rp.
Weide (Cortex Salicis) 20,0 g
Ringelblume (Flores Calendulae) 12,0 g
Schachtelhalm (Herba Equiseti) 12,0 g
Brennessel (Folia Urticae) 12,0 g
Beinwell (Radix Symphyti) 10,0 g
Wallnußblätter (Folia Juglandis) 10,0 g
Weiße Taubnessel (Herba Lamii cum radice) 10,0 g
Enzian (Radix Gentianae) 10,0 g
Bockshornklee (Semen Foeni graeci) 4,0 g

L

M. f. spec. D. S.: 3mal täglich 1 Eßlöffel pro Tasse aufgießen, 5 bis 8 Minuten ziehen lassen und abgießen. Während mehrerer Monate, über den ganzen Tag verteilt, schluckweise trinken.

Anwendung: Bei Leukämie.

M

Magengeschwüre

Rp.

Baldrian (Radix Velerianae)	5,0 g
Basilienkraut (Herba Basilici)	5,0 g
Zinnkraut (Herba Equiseti)	10,0 g
Kamille (Flores Chamomillae)	10,0 g
Benediktenkraut (Herba Cardui benedicti)	10,0 g
Vogelknöterich (Herba Polygoni)	15,0 g
Ringelblume (Flores Calendulae)	15,0 g
Beinwell (Radix Symphyti)	30,0 g

M. f. spec. D. S.: 1 gehäuften Teelöffel pro Tasse aufgießen und 5 Minuten ziehen lassen. Zu jeder Hauptmahlzeit 1 Tasse und, über den Tag verteilt, nochmals 3 Tassen schluckweise trinken.

Mit diesem Tee, dem man 25 Tropfen

(B) **A-E-Mulsin-forte** (Mucos GmbH)

zufügt, wird morgens nüchtern eine Rollkur durchgeführt. Der mundwarme Tee wird, im Bett *liegend*, langsam getrunken. Danach bleibt man 5 Minuten auf dem Rücken liegen und macht die Rollkur, wie unter → Magen- und Darmgeschwüre beschrieben.

Abends im Bett wird nochmals 1 Tasse Tee mit 15 Tropfen A-E-Mulsin-forte getrunken.

Anwendung: Bei Magengeschwüren.

Magensaft-Produktion

Rp.

Bitterklee (Folia Trifolii fibrini)	15,0 g
Pfefferminze (Folia Menthae piperitae)	15,0 g
Tausendgüldenkraut (Herba Centaurii)	15,0 g
Rosmarin (Folia Rosmarini)	15,0 g

M

Löwenzahn (Radix Taraxaci cum herba) 15,0 g
Benediktenkraut (Herba Cardui benedicti) 10,0 g
Anis (Fructus Anisi) 10,0 g
Thymian (Herba Thymi) 5,0 g

M. f. spec. D. S.: 3mal täglich 1 gehäuften Teelöffel pro Tasse aufgießen und ½ Stunde vor den Hauptmahlzeiten trinken.

Anwendung: Bei Krampfzuständen des Magen-Darm-Kanals, zur Anregung der Magen-Darm-Drüsen, zur Förderung der Säfteproduktion und der Verdauung sowie zur Anregung des Appetits.

MAGEN- UND DARMGESCHWÜRE

Rp.
Beinwell (Radix Symphyti) 30,0 g
Kamille (Flores Chamomillae) 30,0 g
Rosmarin (Folia Rosmarini) 20,0 g
Gänsefingerkraut (Herba Potentillae) 20,0 g
Bitterklee (Folia Trifolii fibrini) 10,0 g
Ringelblume (Flores Calendulae) 10,0 g
Vogelknöterich (Herba Polygoni) 10,0 g

M. f. spec. D. S.: 1 Teelöffel pro Tasse aufgießen und täglich 4 Tassen ungesüßt, davon zu jeder Mahlzeit ½ Tasse schluckweise, den Rest über den Tag verteilt, trinken. Man kann vom fertigen, abgegossenen Tee auch eine Haferschleimsuppe herstellen, ohne noch andere Flüssigkeit hinzuzunehmen. Mit dieser Suppe macht man täglich, morgens und abends, auf nüchternen Magen Rollkuren: Man legt sich dazu auf den Rücken, dreht sich nach 5 Minuten auf die linke Seite, nach weiteren 5 Minuten auf den Bauch usw.

Anwendung: Bei Magen- und Darmgeschwüren.

Nierensteine

Rp. Teil 1
Preiselbeerblätter (Folia Vitis idaeae) 25,0 g
Vogelknöterich (Herba Polygoni) 25,0 g
Zinnkraut (Herba Equiseti) 20,0 g
Brennessel (Herba Urticae) 15,0 g
Odermennig (Herba Agrimoniae) 15,0 g

M. f. spec. D. S.: 1 Teelöffel pro Tasse aufgießen und 3 mal täglich 1 Tasse, 2 Stunden nach dem Essen, trinken.

Rp. Teil 2
Bohnenschalen (Fructus Phaseoli sine semine) 50,0 g
Hauhechel (Radix Ononidis) 30,0 g
Hagebuttensamen (Semen Cinosbati) 20,0 g
Klettensamen (Semen Bardanae) 20,0 g
Färberröte (Radix Rubiae tinctorum) 15,0 g
Löwenzahn (Radix Taraxaci) 15,0 g

M. f. spec. D. S.: 2 Teelöffel pro Tasse kalt ansetzen, nach 8 bis 10 Stunden erhitzen und 1mal kurz aufwallen lassen, sofort abgießen. Morgens und abends je 1 Tasse des Tees, 1 Stunde vor dem Essen, schluckweise trinken.

Anwendung: Bei Nieren- und Harnleitersteinen.

OBSTIPATION

Rp.
Löwenzahn (Radix Taraxaci cum herba)   30,0 g
Bitterklee (Folia Trifolii fibrini)   20,0 g
Tausendgüldenkraut (Herba Centaurii)   20,0 g
Faulbaum (Cortex Frangulae)   10,0 g
Wacholderstrauch (Herba Juniperi)   10,0 g
Wacholderbeeren (Fructus Juniperi)   5,0 g
Thymian (Herba Thymi)   5,0 g

M. f. spec. D. S.: 1 gehäuften Eßlöffel pro Tasse mit kaltem Wasser ansetzen, nach 2 Stunden bis zum Siedepunkt erhitzen (nur 1mal aufwallen lassen) und abgießen. Täglich 4 Tassen, 1 Stunde vor den Mahlzeiten, langsam trinken.

Anwendung: Bei Darmträgheit und Stuhlverstopfung.

Rippenfell-Entzündung

Rp.
Thymian (Herba Thymi) 30,0 g
Huflattich (Foliae Farfarae cum floribus) 30,0 g
Angelika oder Engelwurz (Folia Angelicae) 20,0 g
Brennessel (Herba Urticae) 20,0 g
Kamille (Flores Chamomillae) 15,0 g
Beinwell (Radix Symphyti) 15,0 g
Anis (Fructus Anisi) 15,0 g
Zaunrübe (Radix Bryoniae) 5,0 g

M. f. spec. D. S.: 1 gehäuften Teelöffel pro Tasse aufgießen. Stündlich ½ Tasse Tee mit etwas Honig warm trinken.

Es ist ratsam, dazu den unter → NIERENKOLIKEN (siehe Teil 1) beschriebenen Senfbrei auf die erkrankte Stelle aufzulegen.

Anwendung: Bei Brust- und Rippenfellentzündungen.

S

SCHLAFLOSIGKEIT

Rp.

Schlüsselblumenblüten (Flores Primulae)	10,0 g
Schlüsselblumenblätter (Folia Primulae)	10,0 g
Veilchenwurzel (Radix Violae odoratae)	10,0 g
Veilchenkraut (Herba Violae odoratae)	10,0 g
Baldrianwurzel (Radix Valerianae)	15,0 g
Hopfenblüten (Flores Humuli lupuli)	15,0 g
Johanniskraut (Herba Hyperici)	15,0 g
Brombeerblätter (Folia Rubici fruticosi)	15,0 g

M. f. spec. D. S.: 1 gehäuften Teelöffel pro Tasse mit kaltem Wasser ansetzen, nach 3 Stunden bis zum Siedepunkt erhitzen und sofort abgießen. 1 Tasse dieses Tees bis zum Abendessen, 1 weitere Tasse kurz vor dem Schlafengehen schluckweise trinken.

Anwendung: Bei Schlaflosigkeit.

SCHLAFSTÖRUNGEN

Rp.

Kamille (Flores Chamomillae)	25,0 g
Pfefferminze (Folia Menthae)	25,0 g
Baldrian (Radix Valerianae)	50,0 g

M. f. spec. D. S.: 1 Teelöffel pro Tasse nachmittags mit kaltem Wasser ansetzen, abends bis zum Siedepunkt erhitzen und abgießen. 2 Teelöffel Apfelessig und 2 Teelöffel Honig einrühren und ½ Stunde vor dem Schlafengehen trinken. Die Wirkung setzt nach einigen Tagen ein.

Anwendung: Bei Schlafstörungen und Schlaflosigkeit.

SCHWEISS

Rp. Teil 1
Salbei (Folia Salviae) 25,0 g
Ysop (Herba Hyssopi) 15,0 g
Schafgarbe (Herba Millefolii) 10,0 g

M. f. spec. D. S.: 1 Teelöffel pro Tasse aufgießen, 5 Minuten ziehen lassen und den Absud mit dem Aufguß von Teil 2 zusammengießen.

Rp. Teil 2
Walnußschalen (Cortex Fructus Juglandis) 50,0 g

D. S.: ½ Teelöffel pro Tasse aufgießen, 10 Minuten kochen lassen, abgießen und mit dem Absud von Teil 1 vermischen. Davon 3mal täglich 1 Tasse schluckweise trinken. Bei Nachtschweiß nochmals 1 Tasse vor dem Schlafengehen trinken.

Anwendung: Bei übermäßigem Schwitzen, unnatürlicher Schweißabsonderung und bei Nachtschweiß.

TEIL 4
FÜNF GESUNDERHALTENDE NAHRUNGS- UND HEILMITTEL

Aller guten Dinge sind fünf. Das sind:

die Zwiebel
der Knoblauch
der Bockshornklee
der Apfel
der Honig.

Diese Nahrungs- und Heilmittel sind einmalig in der Natur und unübertroffen in ihrer Wirkung. Sie sind – nach dem Leben – das kostbarste Geschenk Gottes, dessen Bedeutung die Menschheit bis heute nicht richtig erkannt hat.

DIE KÜCHENZWIEBEL
(Alium cepa)

Zu den wichtigsten Heilmitteln unter den heimischen Nahrungsmitteln gehört die rote Küchenzwiebel, die selbst bei hoffnungslosen, bereits aufgegebenen Fällen noch helfen kann. Mit dieser so unscheinbaren Knolle aus der Familie der Liliengewächse zeigt uns der Schöpfer am eindrucksvollsten, wie sehr die Gaben seiner wundervollen Natur allen unseren Spritzen und Pillen überlegen sind.

So kann zum Beispiel, wenn alles andere versagt hat, oft noch eine 3tägige Zwiebelkur lebensbedrohende Wasseransammlungen in der Leber, im Herzbeutel, im Bauch, zwischen den Brustfellen oder in den Beinen vertreiben. Diese Wirkung kommt zustande, weil der hohe Gehalt an Kalisäure, Magnesium und Kieselsäure, an Rhodanwasserstoffsäure und an ätherischen Ölen den Geweben das Wasser entzieht und auf die Nieren harntreibend wirkt. Außerdem sind herzwirksame Stoffe in der Zwiebel enthalten, die durch Anregung des Herzens und des Kreislaufs die entwässernde Wirkung verstärken. Durch die Entwässerung und die in der Zwiebel enthaltenen Rhodanverbindungen kommt es gleichzeitig zur Senkung und Normalisierung des Blutdruckes.

Da die Zwiebel einen hohen Fluorgehalt hat, wirkt sie auch sehr günstig auf das Gebiß und auf eventuelle Überfunktionen der Schilddrüse. Die ätherischen Öle, die beim Schälen der Zwiebel aufsteigen und die bekannten Tränen verursachen, wirken sich positiv aus:

1. auf die Nieren, da sie die Harngefäße erweitern und das Wasser treiben sowie Harnsäurebildung und Steinentstehung hemmen;

2. auf den gesamten Verdauungsapparat, einschließlich Leber, Galle und Bauchspeicheldrüse, da sie die Produktion des Magen- und Darmsaftes und die Tätigkeit der Leber, der Galle und des Pankreas anregen, pathologische Darmbakterien vernichten und das Wachstum der Kolibakterien fördern;

3. auf die Atemwege, weil das ätherische Öl zu einem hohen Prozentsatz durch die Lungen ausgeatmet wird. Deshalb ist der → ZWIEBELSIRUP (siehe Teil 2) bei Erkältungskrankheiten der Atem-

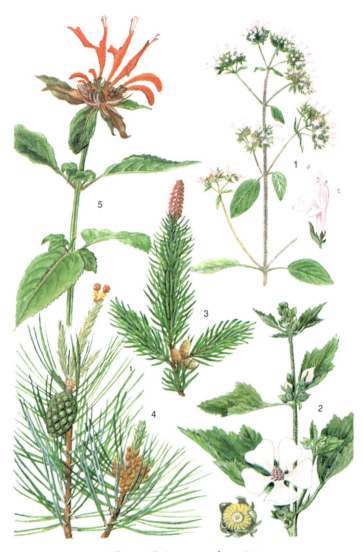

1 Dost *(Origanum vulgare L.)*
2 Eibisch *(Althaea officinalis L.)*
3 Föhre – Kiefer *(Pinus sylvestris L.)*
4 Fichte – Rottanne *(Picea excelsa Lnk.)*
5 Goldmelisse *(Monarda didyma L.)*

wege ein bewährtes altes Hausmittel. Der Zwiebelsirup wirkt krampflösend sowohl auf die Lungengefäße wie auch auf die Bronchien und Bronchiolen, er löst den Schleim, erleichtert den Auswurf und lindert den Hustenreiz.

Die desinfizierende Wirkung der Zwiebel ist seit dem Altertum bekannt. Sie schützte vor Pest und Cholera. Weil sie gleichzeitig durchblutungsfördernde Stoffe enthält, wirkt sie besonders stark keimtötend und entzündungshemmend bei äußeren Auflagen gegen Infektionen der Haut und des Unterhautzellgewebes, wie zum Beispiel bei Abszessen und Furunkeln, bei Lymphdrüsenentzündungen, Frostbeulen, aber auch bei Haarausfall. Da die desinfizierende Kraft im Magen ebenso wirksam ist, werden nicht nur die Entzündungs- und Eitererreger abgetötet, sondern auch die Spul- und Madenwürmer. Es gibt kein besseres und ungefährlicheres Mittel gegen Darmparasiten als die Zwiebelkur.

Zudem ist die Zwiebel die fermentreichste Gemüsepflanze, die wir kennen. Sie enthält die Vitamine B und C, diverse Mineralstoffe und Spurenelemente sowie das Pflanzenhormon Glukokinin, so daß sie nicht nur bei Diabetikern eine heilsame Wirkung zeigt, sondern auch eine blutbildende Eigenschaft besitzt.

Die Heilkraft der Zwiebel wirkt:

1. entwässernd, nierenfunktionsanregend,
2. herz- und kreislaufanregend und stärkend,
3. desinfizierend auf den äußeren und inneren Organismus, keim- und wurmtötend,
4. entzündungshemmend,
5. kräftigend auf Magen und Darm,
6. sekretionsanregend auf Magen-Darm, Leber-Galle, Bauchspeicheldrüse,
7. durchblutungsfördernd,
8. blutdrucksenkend,
9. blutzuckersenkend,
10. regulierend auf die Schilddrüsenüberfunktion,
11. bei Mineral- und Fermentmangel,
12. bei Vitamin-B- und -C-Mangel,

13. bei Erkrankungen der Atemwege,
14. beruhigend, entspannend und entkrampfend, besonders bei Depressionen,
15. blutbildend,
16. zahnschmelzkonservierend,
17. stuhlregulierend,
18. appetitanregend und
19. schmerzlindernd bei Bienen- und bei Wespenstichen.

Wir haben also in der Zwiebel eine Gemüseheilpflanze, die beinahe allein ausreicht, um uns gesund zu erhalten.

Wie wird nun die Zwiebel als Heilmittel eingesetzt?

Vorweg sei gesagt, daß die *rote* Zwiebel wirksamer ist als die weiße, die rohe besser als die gekochte. Bei ständiger Verwendung in der Küche zeigt die Zwiebel recht schnell ihre krankheitsverhütende Wirkung. Sind aber bereits Krankheiten vorhanden, empfehlen sich die folgenden Anwendungsformen:

A. Bei *Erkrankungen der Atemwege* und bei allen *Erkältungskrankheiten*:
→ ZWIEBELSIRUP (siehe Teil 2). Falls keine Möglichkeit oder keine Zeit zur Anfertigung vorhanden ist, genügt es, rohe Zwiebeln gut durchgekaut zu essen.

Ich erkrankte einmal während einer Südamerikareise an einer heftigen Bronchitis, die sich von Tag zu Tag verschlimmerte. Keine Mittel, auch nicht Antibiotika, halfen. Da mir jeder Hustenstoß entsetzliche Schmerzen bereitete, versuchte ich, den Husten zu unterdrücken. Schließlich zog sich die Entzündung in die Bronchiolen hinab, und das begleitende hohe Fieber schwächte meinen Körper so sehr, daß ich selbst nichts mehr für mich tun konnte. Ein von der Hotelleitung herbeigerufener Arzt konnte mir auch nicht helfen. Leider fiel mir erst nach zehn Tagen, als ich schon total erschöpft und in einem elenden Zustand war, die Heilkraft der Zwiebel ein. Der Genuß einer halben Zwiebel brachte über Nacht eine drastische Wendung im Krankheitsverlauf: Am nächsten Morgen hatte sich der Schleim gelöst und ließ sich ohne Schmerzen abhusten. Einige Tage später war alles vergessen.

B. Bei *Wassersucht* (siehe Teil 1): → ZWIEBELWEINGEIST (siehe Teil 2) gemäß Anweisung einnehmen oder täglich, je nach Verträglichkeit, 30 bis 60 Gramm rohe Zwiebeln essen.

C. Bei *Entzündungen* und *Haarausfall*: rohe Zwiebeln hacken, zerquetschen, mit wenig abgekochtem Wasser verdünnen und zu einem Brei verarbeiten, der auf die Haut aufgelegt wird.

D. Für den *täglichen Bedarf*: aus kleingehackten Zwiebeln, Zitronensaft und etwas Oliven- oder Maisöl einen schmackhaften Zwiebelsalat zubereiten, der, frisch genossen, alle geschilderten Heilwirkungen im Körper entfaltet.

E. Bei *Nierenkrankheiten* (siehe Teil 1 unter → NIERENSTÖRUNGEN): ein Mischsalat.

F. *Praktische Rezepte* und *Hinweise*: Frischer Zwiebelsaft auf den *Bienen-* oder *den Wespenstich* lindert schnell den Schmerz. Bei *Grippe* hilft ein Zwiebelverband. Dabei belegt man Hals und Nakken dicht mit Zwiebelscheiben. Zwiebelsaft, mit Honig vermischt, ist ein gutes *Nervenmittel*.

Bei *ruhrartigen Erkrankungen* hilft ein Gemisch aus 1 rohen Eidotter, 2 Messerspitzen frische Butter, ½ Teelöffel zerstoßenen Kümmel und dem Saft von 7 großen Zwiebeln. Davon werden täglich 5 Eßlöffel eingenommen.

Bei *schmerzhaften Harnverhaltungen* werden mehrere kleingeschnittene Zwiebeln in einen Leinenbeutel gegeben, in heißem Wasser erwärmt (nicht kochen) und abwechselnd, alle 20 Minuten, über der Blasen- und der Kreuzbeingegend aufgelegt.

Bei *Schuppen* und *Flechten* wirkt sehr rasch der Saft roher Zwiebeln, wenn er innerlich und äußerlich angewandt wird.

Nasenbluten stillt man mit 1 Zwiebel, die man halbiert, eine Hälfte im Nacken auflegt, die andere Hälfte unter die Nase hält und die Dämpfe tief durch die Nase einatmet.

Rheumatische Schmerzen in Beinen und Füßen lassen sich mit mehrfachen Zwiebelsafteinreibungen vertreiben.

Bei *Grippeepidemien* schützt man sich mit einem Zwiebelschnaps (siehe Teil 1 unter → Grippale Infekte).

Bei *Basedow* werden verdünnter Zwiebelsaft eingenommen und äußerlich mit Zwiebelsaft Umschläge gemacht.

Eine Anwendungsform, die aber nicht für empfindliche Leute gedacht ist, kann bei beginnendem *grauem Star* zur Ausheilung führen. Dabei wird etwas frischer Zwiebelsaft mit dünnflüssigem Honig vermischt und mehrfach täglich in beide Augen geträufelt. Bei stärkeren Reizerscheinungen wird die Behandlung unterbrochen und erst nach Abklingen der Reizerscheinungen fortgesetzt.

DER KNOBLAUCH
(Allium sativum)

Da diese Heil- und Würzpflanze, die ebenfalls zur Gattung der Liliengewächse gehört, sehr viele gleiche Eigenschaften wie die Zwiebel aufweist, erübrigt sich eine ausgiebige Erörterung.

Bekannt sind vom Knoblauch seine blutdrucksenkende, kreislaufanregende und die Widerstandskraft des Körpers steigernde Wirkung. Darüber hinaus ist die Knoblauchknolle aber auch ein gutes Vorbeugungsmittel gegen Krebs und Arteriosklerose.

Der Knoblauch ist besonders wirksam:

1. bei Schleimhautentzündungen des Magen-Darm-Traktes, bei Verstopfung, Durchfall, Blähungen und bei allen infektiösen Erkrankungen des Darmes, bei Störungen des Säureverhältnisses in Magen und Darm und bei Appetitlosigkeit;
2. bei Leber- und Galleleiden;
3. bei Blutdruckveränderungen;
4. bei Arterienverkalkungen;
5. bei venösen Beschwerden;
6. bei Angina pectoris (der Knoblauch erweitert die Gefäße am und im Herzen und baut Ablagerungen ab);
7. bei Krebs;
8. bei Krankheiten der Lungen und Bronchien;
9. bei Kreislaufstörungen;
10. bei Herzinsuffizienz;
11. bei körperlichen und nervlichen Schwächezuständen;
12. bei Wurmkrankheiten;
13. bei Rheuma und Gicht;
14. bei Erliegen der körpereigenen Abwehrkraft;
15. zur Blutreinigung.

Die beste Wirkung erzielt man, wenn täglich 1 frische Zehe Knoblauch, eventuell mit Petersilie, auf ein Butterbrot verteilt oder unter die bereits tellerfertigen Speisen gemischt wird.

Eine vielseitig anwendbare und jahrelang haltbare Knoblauchtinktur ist in Teil 2 unter → KNOBLAUCHSAFT aufgeführt.

Bei *Schwangerschaftsohnmachten* werden Stirn und Pulsstellen mit der Tinktur eingerieben.

Bei *epileptischen Anfällen* sollte man schon bei den ersten Anzeichen Tinktur verabreichen und Stirn, Schläfen und Pulse damit einreiben. Danach erhält der Kranke täglich von der Knoblauchtinktur und muß jeden Tag die Dämpfe einer Knoblauchabkochung einatmen.

Bei allen *Erkältungskrankheiten* und bei *Husten* wird jede Stunde 1 gestrichener Teelöffel der Tinktur eingenommen.

Bei *Gelbsucht* werden etwa 6 bis 8 Knoblauchzehen in ½ Liter Milch *1mal* aufgekocht, die Milch getrunken und der Knoblauch gut gekaut gegessen. Bei *Halsentzündungen* und *Keuchhusten* reibt man Hals oder Brust und Rücken mit Knoblauchtinktur ein, die zu gleichen Teilen mit Wasser verdünnt worden ist.

Hauttuberkulose verschwindet, wenn man die erkrankten Stellen mit der Tinktur oder mit dem reinen Saft beträufelt und gleichzeitig die Tinktur einnimmt.

Bei *Koliken* genügt 1 Schnapsglas und 1 Einreibung über dem betreffenden Organ mit der angewärmten, aber verdünnten Tinktur (1 Teil Knoblauchsaft auf 1 Teil Wasser).

Pusteln und *Pickel* im Gesicht lassen sich ebenfalls mit einer Einreibung erfolgreich behandeln. Morgens und abends werden die Stellen während einiger Wochen mit verdünnter Tinktur eingerieben.

Bei *Darmparasiten* gibt man Kindern Knoblauchsaft in Milch, Erwachsenen 3mal täglich 15 bis 20 Tropfen der Tinktur in ½ Glas Wasser.

Der Samen des Bockshornklees
(Semen Foeni graeci)

Dieses Heilmittel sollte in der Pflanzen- und Volksheilkunde viel mehr Beachtung finden, da es in seiner einmaligen und vielseitigen Wirkung von keinem Medikament ersetzt oder übertroffen werden kann.

Die Samen des Bockshornklees werden in unterschiedlichen Zubereitungen verwendet und haben dementsprechend verschiedene Indikationen. Daraus ergibt sich eine Aufgliederung in Gruppen, je nach Zubereitung, Anwendung und Indikation.

A. Für die *innerliche Anwendung* wird der Bockshornkleesamen kalt angesetzt. Man nimmt gewöhnlich 1 gestrichenen Eßlöffel für 1 Tasse Wasser, setzt die benötigte Menge kalt an und läßt sie ziehen. Nach 6 Stunden wird das Gemisch zum Sieden gebracht. Man läßt das Wasser aber nur 1mal kurz aufwallen und gießt den Tee sofort ab. Nach Abkühlung süßt man mit etwas Honig und trinkt schluckweise täglich 3 Tassen.

Dieser Tee hilft bei:

Kinder-Rachitis,
Verschleimung der Bronchien und Lungen,
Appetitlosigkeit,
Abmagerung,
Schwäche,
Skrofulose,
Tuberkulose der Lungen, der Knochen und des Gehirns,
Hinfälligkeit durch fortgeschrittene Zuckerkrankheit.

Der gleiche Tee in Verbindung mit warmen Breiauflagen (siehe unter D) wirkt heilungsunterstützend bei tuberkulösen Erkrankungen der Haut und bei Lupuserkrankungen.

Derselbe Tee kann auch als Gurgel- und Mundwasser verwendet werden bei: entzündlichen Prozessen der Mundschleimhäute des Rachens und des Halses.

B. Die gleiche Teezubereitung, jedoch mit 2 Eßlöffeln Bockshornkleesamen, kommt zur Anwendung bei:

1. Schweißfüßen (tägliche Fußbäder),
2. Handschweiß (tägliche Handbäder),
3. Mastdarmvorfall (morgens und abends Klistiere),
4. Darmverstopfung in hartnäckiger Form (mehrfache Einläufe),
5. Darmkrebs und Darmtuberkulose (täglich mindestens 3 Einläufe mit Tee B und als Getränk den unter A beschriebenen Tee).

C. Ein Aufguß des Samens, und zwar pro Tasse 1 Teelöffel mit kochendem Wasser überbrüht, hilft als *äußerliche Anwendung* bei:

1. Haarschwund (tägliche Einreibungen der Kopfhaut oder Auflagen mit angefeuchtetem Mull),
2. Erbgrind oder Pilzgrindflechte (die befallenen Stellen täglich mehrfach betupfen oder baden). Der Aufguß muß stets nach Gebrauch weggeschüttet werden. Zur innerlichen Unterstützung Tee A.

D. Von Pfarrer Sebastian Kneipp ist überliefert, daß er den Samen des Bockshornklees sehr lobte und oft anwandte, meist als Brei für Auflagen. Dazu wird feingeriebener, pulverisierter Samen mit wenig warmem Wasser so angerührt, daß ein dickflüssiger Brei entsteht.

Die warmen Breiauflagen wirken:

1. entzündungshemmend,
2. heilend,
3. erweichend und
4. reinigend bei Wunden,
5. bei Geschwülsten und Geschwüren,
6. bei Drüsenschwellungen und verhärteten Knoten,
7. bei Furunkeln und Fisteln,
8. bei Tumoren,
9. bei Knocheneiterungen,
10. bei offenen Beinen und Unterschenkelgeschwüren;
11. verhindern bei Eiterungen Blutvergiftungen und

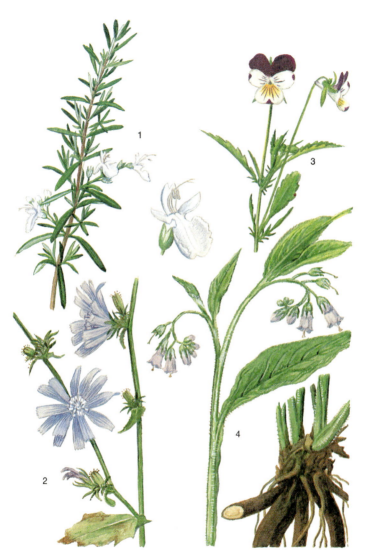

1 ROSMARIN *(Rosmarinus officinalis L.)*
2 WEGWARTE *(Cichorium intybus L.)*
3 ACKERVEILCHEN *(Viola tricolor L.)*
4 BEINWELL *(Symphytum officinale L.)*

12. die Bildung wilden Fleisches,
13. lindern Neuralgien und Schmerzen,
14. besonders Ischiasschmerzen, und helfen
15. bei Milzerkrankungen (äußerlich: großflächige Auflagen über der Milzgegend mit warmem Brei auf Leinen; innerlich: Tee A).

E. Wird der pulverisierte Samen statt mit Wasser mit Oliven- oder Maisöl zu einem Brei gemischt und öfters gründlich in die Kopfhaut einmassiert, stoppt er den Haarausfall und fördert das Haarwachstum.

Liegen dem Haarausfall schwere gesundheitliche Störungen zugrunde, so müssen allerdings zuerst diese behandelt werden.

F. Der Bockshornkleesamen unterstützt oder bringt die Heilung bei: Knochenerkrankungen der Kinder, Knochenhaut- und Knochenmarkentzündungen, Knochengeschwülsten, Schwund der Knochensubstanz.

Dazu nimmt man pro Tasse 1 gehäuften Teelöffel des pulverisierten Samens und rührt ihn mit Wasser zu einem Getränk an. Diese Menge trinkt man täglich 3mal.

G. Ein Brei aus 2 Teelöffeln Samenpulver, 1 Teelöffel Butter und 1 Teelöffel Honig hilft: gegen Altersschwäche, gegen chronische Magerkeit und bei Krebskachexie.

Dieses Gemisch wird 1mal am Vormittag, 1mal am Nachmittag und 1mal vor dem Schlafengehen genommen.

H. Mischt man das feingeriebene Pulver mit Rosenöl, so erhält man eine vorzügliche Schönheitspackung gegen Hautunreinheiten. Zusätzlich wird die Haut verjüngt. Da der Tee (siehe unter A) auch blutreinigend wirkt, empfiehlt sich die gleichzeitige innerliche Anwendung.

I. Zur allgemeinen Verjüngung macht man Vollbäder, die den ganzen Körper beleben, anregen und aufbauen. Dazu werden aus der Apotheke benötigt:

250 g Samen (ganz),
250 g pulverisierter Samen,
250 g Senfmehl (gelber Senf).

Die Samenkörner übergießt man mit reichlich kaltem Wasser, läßt sie 4 bis 6 Stunden ziehen, kocht sie 5 Minuten lang auf und gießt ab.

Das Pulver setzt man mit reichlich kaltem Wasser an und läßt es ebenfalls 4 bis 6 Stunden stehen. Danach seiht man es durch ein Tuch und mischt es mit dem anderen Absud.

Das Senfmehl wird mit 2 Liter kaltem Wasser angesetzt, nach 4 bis 6 Stunden abgeseiht und mit dem anderen Sud in das Badewasser gegeben. Die Badedauer richtet sich nach der Verträglichkeit. Doch sollte man, vor allem bei den ersten Malen, nicht übertreiben, da eine kräftige Hautrötung, ein Hautbrennen oder -jucken auftreten könnte. Sobald man ein starkes Kribbeln am Körper verspürt, sollte man 2 bis 3 Minuten später das Bad verlassen und erst bei genügender Angewöhnung länger im Wasser bleiben.

Wer die nötige Zeit hat, bereitet dieses Bad 2mal, später 3mal in der Woche oder kombiniert es mit dem Kräuterschwitzbad (siehe unter → SCHWITZBAD in Teil 2), vor allem dann, wenn er noch einige Pfunde loswerden möchte. In diesem Fall wird das Verjüngungsbad montags und freitags gemacht und das Schwitzbad am Mittwoch. Innerlich unterstützt man diese Kur mit

(B)A-E-Mulsin-forte (Mucos GmbH),

wovon morgens und abends je 10 Tropfen auf die Zunge zu nehmen sind.

DER APFEL

Nicht nur der rohe, sondern auch der gekochte, der gebackene und der eingeweckte Apfel ist ein gesundes, vielseitig verwendbares Obst und Heilmittel. Sein Gehalt an Vitaminen, Mineralstoffen, Spurenelementen und Kohlenhydraten erhebt ihn weit über alle Früchte hinaus. Schale und Fleisch des Apfels enthalten in biologisch ausgewogenen Mengen:

Eisen,
Eiweiß (gering),
Kohlenhydrate,
Fruchtsäuren,
Natrium,
Kalium,
Magnesium,
Pektin,
Arsen,
Gerbstoff,
Phosphor,
Schwefel,
Chlor,
Kieselsäure,
Aluminium,
Vitamine A, B_1, B_2, B_6, C, E und
Nikotinsäure.

Damit gewinnt der Apfel in der Ernährung wie in der Heilkunde eine einmalig große Bedeutung für alle Körperorgane und den Gesamtstoffwechsel. Die Pektine des Apfelfleisches wirken wie ein Schwamm im Darm, der alle Gifte aufsaugt und nicht mehr losläßt, so daß sie nicht in die Blutbahn gelangen können und mit dem Stuhl ausgeschieden werden. Der Apfel eignet sich deshalb besonders gut für die monatliche Darm-Entgiftungs-Kur (siehe unter → ENTGIFTUNGSKUR in Teil 2).

Bei Magen-Darm-Katarrh und Durchfallerkrankungen ist eine Apfelkur von außergewöhnlichem Erfolg. So berichtete 1919 der badische Landarzt Dr. Heisler von seinem ersten Heilversuch mit Äpfeln und dem damit erzielten Erfolg.

Heisler wurde zu einem schwerkranken Marineoffizier gerufen, der wegen einer Magen-Darm-Entzündung bereits wochenlang von zwei Ärzten mit allen möglichen Medikamenten ohne jeden Erfolg behandelt wurde. Der Patient war durch seine Krankheit zum Skelett abgemagert. Heisler wußte auch keinen Rat. Er hatte allerdings bei seinen Bauern oft von einer Behandlung mit Äpfeln gehört und wollte diese Kur, weil der Patient ohnehin todgeweiht schien, als letzten Versuch anwenden. Trotz aller Zweifel der Ärzte stellte sich bei dem Kranken schon nach zweitägigem Äpfelessen eine überraschende Besserung ein, und wenige Tage später war der Kranke gesund.

Der Feldarzt Dr. Kutroff, der während des letzten Krieges eine Ruhrabteilung in einem Kriegslazarett unter sich hatte, behandelte alle schweren Ruhrfälle nur mit Äpfeln. Die Erkrankten mußten pro Tag drei Pfund Äpfel mit der Schale gut gekaut essen. Bereits am zweiten Tag zeigten sie normalen Stuhl ohne Blut- und Schleimbeimischung.

Inzwischen wenden viele Kliniken diese außergewöhnliche Heilmethode an. Die → APFELKUR (siehe Teil 2) gehört zum Heilschatz aller biologisch denkenden Behandler.

Der Apfel weist noch eine andere überraschende Eigenschaft auf, die nur zuwenig bekannt ist. Das Pektin des Apfels fördert die Gerinnung des Blutes, wenn es in eine Vene eingespritzt wird. Bei Blutern lassen sich die unaufhörlich blutenden Verletzungen innerhalb weniger Minuten durch intravenöse Injektionen des Apfelschalenpektins zum Stillstand bringen. Besser wäre natürlich, vorbeugend mindestens 5 bis 6 Äpfel täglich zu essen.

Damit ist aber die Heilwirkung des Apfels noch nicht erschöpft. 3tägige Apfelkuren zeigen erstaunliche Erfolge bei Herz- und Gefäßkrankheiten, Entzündungen der Nieren, Wassersucht und bei zu hohem Cholesteringehalt des Blutes.

Mit Äpfeln lassen sich auch erfolgreiche Entfettungskuren durchführen. Während einer gewissen Zeit darf nichts weiter als frisches Apfelkompott und jeweils 1 Scheibe Schwarzbrot gegessen werden.

Weiter hilft der Apfel den Kopfarbeitern durch seinen Gehalt an Eisen, Phosphor und Arsen. Bei geistiger Abgespanntheit schneidet man einen ungeschälten Apfel in kleine Stücke, überbrüht sie mit heißem Wasser und läßt sie ziehen. Nach 1 Stunde mischt man 3 Teelöffel Honig bei, ißt die Apfelstückchen und trinkt danach den Saft. Kinder schützt man vor Ansteckung, wenn man sie täglich 1 Apfel essen läßt.

Die blutreinigende Wirkung des Apfels ist so tiefgreifend, daß man mit Apfelkuren selbst die hartnäckigsten Ekzeme heilen kann. Bei genügender Geduld auch Rheuma und Gicht!

Bei allen entzündlichen Erkrankungen des Nervensystems hilft und heilt (zusätzlich zur Apfelkur und einigen Rohkosttagen) frischer Apfelsaft, der eine beruhigende und entspannende Wirkung hat. Frische, ungeschälte Äpfel, täglich 1 am Vormittag und 1 am Nachmittag, schützen vor Arteriosklerose und Herzinfarkt. Hartnäckige Stuhlverstopfungen lassen sich ebenfalls mit Äpfeln kurieren.

Auch jenen Personen, die sich das Rauchen abgewöhnen wollen, kann mit Äpfeln geholfen werden. Obwohl starke Raucher gewöhnlich keine Apfelesser sind, wendet sich ihre Abneigung bald gegen das Rauchen, wenn täglich etwa 20 Äpfel gegessen werden. Andere Speisen und Getränke sind dazu allerdings verboten.

Abschließend noch einige Worte zum *richtigen* Apfelessen. Die Äpfel müssen frei von Spritzgiften sein. Sie dürfen niemals kalt gegessen werden und müssen zumindest Zimmertemperatur haben, da es sonst zu Leber- und Magenbeschwerden kommen kann. Ferner sollen sie langsam gegessen, gut durchgekaut und eingespeichelt werden. Wenn sich das Backen oder Braten vermeiden läßt, sollte man die Äpfel besser roh und mit der Schale essen. Ein roher, nur leicht angewärmter Apfelbrei ist eine der am leichtesten verdaulichen Speisen überhaupt. Abends, nach 17.30 Uhr, sollte kein Apfel (und auch kein anderes Obst oder Gemüse) mehr gegessen werden, weil man damit den intermediären Stoffwechsel stören würde. Über dieses Gebot setzt man sich nur hinweg, wenn eine Krankheit es erfordert. Die Erhaltung des Lebens ist dann wichtiger als eine zeitlich begrenzte Stoffwechselbehinderung.

Der Honig

Der Honig ist eines der beliebtesten Volksnahrungsmittel und ein einzigartiges Heilmittel. Schon in vorchristlicher Zeit war der Honig als ein besonderer Saft bekannt. Aber erst in neuerer Zeit weiß man, was im Honig alles enthalten ist, nämlich: Kalium, Natrium, Kalzium, Magnesium, Eisen, Kupfer, Mangan und Phosphat, die Vitamine B_1, B_2, C und Nikotinamid (zum B-Komplex gehörend) sowie Fermente (Diastasen und Invertasen) und Azetylcholin. Die verschiedenen Zuckerstoffe setzen sich zusammen aus Fruchtzucker (Fructose), Traubenzucker (Dextrose) und Rohrzucker. Der Fruchtzuckergehalt liegt bei etwa 40 Prozent.

So ist es nicht verwunderlich, daß der Honig in der Behandlung schwerer Leberleiden weitaus bessere Heilwirkungen erzielt als der noch oft angewandte Traubenzucker. Der Fruchtzucker, verglichen mit dem Traubenzucker, bedarf zum Abbau nur $1/10$ der Leberenergie. Außerdem werden die anderen Zuckerstoffe weitaus besser ausgenutzt, was wiederum die Glykogenspeicherung viel weniger belastet. Ist die schwerkranke Leber nicht mehr in der Lage, Traubenzucker in Glykogen umzuwandeln, gelingt ihr dies immer noch bis zu etwa 30 Prozent mit dem Fruchtzucker.

Kinder, die reichlich Honig erhalten, weisen wesentlich gesündere Zähne und festere Knochen auf als andere Kinder, weil durch den Honig der Nahrungsmittelkalk viel besser verarbeitet wird.

In Asien und Südamerika werden Wunden von der Landbevölkerung oft nur mit Honigverbänden belegt. Auch in Schlesien und in der märkischen Heide war es unter den Bauern Brauch, die eiternden Wunden ihrer Tiere mit Honig zu behandeln. Aus alten Überlieferungen wissen wir, daß diese Honigverbände vorchristlichen Erfahrungen entstammen. Im Orient wie auch bei den Germanen wußte man bereits zu jener Zeit recht gut, daß Honig die Wunden viel schneller heilen läßt als jede andere Arznei.

Die wissenschaftlichen Labors konnten erst in jüngster Zeit den Beweis von der keim- und bakterientötenden Wirkung des Honigs liefern. Da alle Honigsorten diesen «Keimtöter», das X-Hormon Inhibin, enthalten, weiß man inzwischen, daß diese Substanz nicht aus den Blütenpollen, sondern aus den Drüsen der Bienen stammt und daß bereits die kleinste Menge dieses Stoffes wirkt.

Die neuere medizinische Forschung gelangte außerdem zu der Erkenntnis, daß der Honig sich hemmend auf die Teilung, also auf die Vermehrung und Wucherung der Zellen auswirkt. Als mitosehemmende Wirkstoffe gelten das im Honig enthaltene Azetylcholin und das daraus hervorgehende Cholin, die von vielen Fachärzten in hohen Dosen zur Karzinombehandlung verwendet werden. Weitere Heilanzeigen des Honigs sind Kreislauferkrankungen, Nervosität, Überarbeitung, Erkältungen, Schlaflosigkeit, Verdauungsbeschwerden und Mineralstoffmangel.

Eine besonders ungewöhnliche Wirkung zeigt der Honig gegenüber Diphtheriebakterien. Es ist erwiesen, daß Diphtheriekranke durch Honig in wenigen Tagen frei von Erregern sind, selbst wenn sie schon längere Zeit an Diphtherie erkrankt sind.

Die Behandlung ist sehr einfach: 3mal täglich werden beide Gaumenmandeln und die befallenen Stellen des Rachens kräftig mit Honig bestrichen, und zusätzlich, ebenfalls 3mal täglich, wird etwas flüssiger Honig in beide Nasenlöcher geträufelt. Dazu macht man Honigumschläge um den Hals. Schon nach 3 Tagen tritt eine Besserung ein, und in etwa 2 Wochen ist die Diphtherie geheilt. Wichtig ist nur, daß der Honig nicht bereits erhitzt worden ist, denn dadurch verliert er seine keimtötende Wirkung.

Bewahrt man den Honig *kühl, lichtgeschützt* und *unverdünnt* auf, behält er fast unbegrenzt seine antibakterielle Wirkung; verdünnter Honig verliert sie in einigen Tagen. Einmal verdünnter Honig muß in Kürze verzehrt werden. Heißen Getränken darf Honig erst nach Abkühlung auf Trinkwärme beigefügt werden. Beim Kauf muß auch darauf geachtet werden, daß der Lieferant bekannt und vertrauenswürdig ist, denn ein Honig muß «reif» sein. Allzuoft wird nicht ausgereifter Honig wegen seines höheren Gewichts verkauft. Ein solcher Honig ist zur Aufbewahrung ungeeignet und besitzt nicht die gleiche Heilwirkung. Außerdem kann dieser nicht vollwertige Honig genauso wie verfälschter Honig Sodbrennen und Magenbeschwerden erzeugen. Vor Honig mit unklaren Bezeichnungen wie «Feinster Kristallhonig», «Feinster Raffinadehonig», «Heidezuckerhonig», «Traubenzuckerhonig»,

«Verschnitthonig» usw. sollte man sich hüten. Vor Honigfälschungen, die oft mit Streckmitteln und Gewichtsverbesserern versetzt sind, kann man sich heute nur mit Sicherheit schützen, wenn man seinen Honigbedarf bei einem persönlich bekannten Imker deckt.

Einige Rezepturen für diverse Krankheiten: bei *Fieber* gibt man ½ Liter lauwarmem Wasser 100 Gramm Weinessig und 100 Gramm Honig zu und verwendet die gut gemischte Lösung als Klistier und als Brust- oder Wadenwickel;

bei *Nagelbettentzündungen* oder *-eiterungen* mischt man Honig und Zwiebelsaft zu gleichen Teilen und macht damit Auflagen;

bei *Haarausfall* wird von grünen Nußschalen und Nußblättern ein starker Absud angefertigt, lauwarm abgeseiht und der Flüssigkeit 1 bis 2 Eßlöffel Honig beigegeben. Damit wird der Kopf 2mal wöchentlich gewaschen und 1mal täglich massiert;

Hautleiden wie *rissige Hände, aufgesprungene Haut, Hautblutungen, -entzündungen, -ausschläge, -jucken, -schrunden* und *-unreinheiten* werden durch → HONIGAUFLAGEN und → APFELKUREN (siehe Teil 2) oder auch durch → HONIGKUREN (siehe Teil 2) mit Sicherheit geheilt;

auch bei der *Schuppenflechte* lohnt sich ein Versuch mit der obenerwähnten Kur, besonders, wenn abwechselnd die Apfel- und die Honigkur durchgeführt werden.

Bei *Sodbrennen* hilft der folgende mit Honig gemischte Tee:

Brennessel (Folia Urticae) 20,0 g
Tausendgüldenkraut (Herba Centaurii) 15,0 g
Wermut (Herba Absinthi) 5,0 g
Wacholderbeeren (Fructus Juniperi) 10,0 g

M. f. spec. D. S.: Pro Tasse 1 Teelöffel des Teegemischs aufgießen und 20 Minuten vor dem Essen einnehmen.

Bei *chronischer Schlaflosigkeit* genügt allein die → HONIGKUR (siehe Teil 2).

Milzleiden jeder Art behandelt man mit einer Mischung aus Rettichsaft und Honig zu gleichen Teilen. Davon nimmt man täglich 3- bis 4mal 1 gestrichenen Eßlöffel.

Bei *Hodenschmerzen, -verhärtungen* oder *-geschwülsten* genügen oft lauwarme Honigauflagen.

Hühneraugen lassen sich mit Auflagen von reinem Bienenwachs wegbekommen.

Werden *Brandwunden* sofort mit einer Honigauflage bedeckt, kommt es nicht zur Blasenbildung, und die Wunde verheilt narbenlos. Dies gilt auch für *Verbrühungen*.

Blutarmut und *Bleichsucht* lassen sich mit der → HONIGKUR (siehe Teil 2) behandeln.

Große Erleichterung bringt beim *Bronchialasthma* geriebener Meerrettich, mit reichlich Honig vermischt. Davon nimmt man abends vor dem Schlafengehen 1 Teelöffel voll. Zusätzlich führt man die → HONIGKUR durch (siehe Teil 2).

Geschwüre, Abszesse, eiternde Wunden behandelt man entweder mit reinen Honigauflagen, die man am Tag mehrmals wechselt, oder mit einem warmen Brei aus schwarzem Meerrettich und Honig. Da längst noch nicht alle Wirkstoffe des Honigs bekannt sind, darf angenommen werden, daß er noch mehr Heilwirkungen hat. Deshalb sollte der Honig das bleiben, was er schon immer war – ein unverändertes, unverfälschtes Volksnahrungs- und -heilmittel.

Nachwort

Es ist erwiesen, daß das Unterbewußtsein bei richtiger Einstellung einen positiven Einfluß auf den Körper und dessen Erkrankungen ausübt.

Das Gesetz des menschlichen Geistes ist das Gesetz des Weltgeistes, an dem jeder Mensch Anteil hat. Es beruht auf dem Glauben. Das Unterbewußtsein ist die Verbindung zum universellen Geist und handelt nach dem Gesetz des Glaubens. So ist jedes Resultat eines Gedankens die Antwort des Unterbewußtseins, denn der Gedanke ist der Samen der Tat. Glaubt man an das, was man denkt, so wird das Unterbewußtsein auf diese Gedanken reagieren. Denkt man positiv, so ergibt sich Positives, denkt man negativ, sind auch die Folgen negativ.

So funktioniert das Unterbewußtsein, denn es kann nicht anders, als nach dem Gesetz des universellen Geistes zu handeln. Wirken menschliche Gedanken, ob positiv oder negativ, auf das Unterbewußtsein, so werden sie als Befehl hingenommen und entsprechend beantwortet.

Das folgende Beispiel ist dafür charakteristisch und durchaus nicht einmalig.

Ein blindes junges Mädchen unternahm in der Erwartung einer Wunderheilung eine Wallfahrt nach Lourdes. Aus den ärztlichen Begleitpapieren ergab sich, daß das Mädchen wegen Sehnervenschwund (Atrophie) nie mehr sehen werde. Diesen Befund mußten die untersuchenden Ärzte in Lourdes bestätigen. Dennoch geschah das Wunder. Das Mädchen konnte wieder sehen, obwohl von mehreren Ärzten festgestellt wurde, daß die Sehnerven nach wie vor tot waren. Etwa sechs Wochen später erfolgten neue Untersuchungen, bei denen sich zur Überraschung aller Ärzte ergab, daß der gesamte Sehapparat wieder vollkommen hergestellt und intakt war. Trotzdem hatte dieses Mädchen, medizinisch gesehen, zunächst mit toten Augen gesehen.

Hier hat der feste Gedanke, gesund zu werden, zu jenem unerschütterlichen Glauben geführt, der das Mädchen trotz der aussichtslosen Diagnose nach Lourdes fahren ließ und der letztlich als Befehl auf das Unterbewußtsein wirkte und das Wunder erzeugte.

Da die universellen Heilkräfte des Unterbewußtseins stets gegenwärtig sind und der menschliche Körper, ebenso wie das Unterbewußtsein, letztlich eine Schöpfung des Weltgeistes ist, kann dieses Prinzip natürlich auch wiederherstellen, was es erschaffen hat.

Alle lebenswichtigen Vorgänge im Körper werden vom Unterbewußtsein gesteuert, und mit dem überzeugten Glauben an dessen schöpferische Heilkraft baut jeder positive Gedanke neue Energien einer universellen Macht auf.

Deshalb ist es wichtig, das bewußte Denken zu einem positiven Prozeß zu gestalten und fest daran zu glauben, daß das Unterbewußtsein mit seiner unendlichen Heilkraft die Gesundheit des Körpers wiederherstellt.

Das Unterbewußtsein als Mittler zwischen Allgeist und Organismus ist immer bestrebt, das Leben zu erhalten und dem Körper zu dienen. Es folgt gehorsam, wenn es durch gezielte Gedanken dazu angehalten wird. Diese überwältigende Wahrheit gehört zu den Gesetzen des Lebens und ist so alt wie das Leben selbst.

Mit folgenden oder ähnlichen Worten, die man sich gut einprägt und die vor dem Einschlafen sowie nach dem Erwachen mit voller Überzeugung gesprochen werden, nutzt man die Macht des Unterbewußtseins für die Wiederherstellung und die Erhaltung der Gesundheit:

Die unendliche Heilkraft meines Unterbewußtseins durchströmt meinen ganzen Körper. Jede Zelle und Faser meines Seins, jeder Muskel, jeder Knochen und jedes Organ meines Körpers wird sofort von aller Krankheit gereinigt und geheilt. Die Harmonie und die Gesundheit meines Organismus werden wieder völlig hergestellt, und ich bin zutiefst dankbar dafür.

«Alles, was ihr glaubensvoll im Gebet erflehet, werdet ihr erhalten.»
(Matth, 21,22)

REGISTER

Halbfett gedruckte Seitenzahlen weisen auf Hauptstichworte hin.

Abführmittel 42, **158**
Abgespanntheit 234
Abhusten 222, 223
Ablagerungen 225
Abmagerung(s) **20**, **25**, 197, 227
   Kur 140
Abrotanum D 1, Dil. 26
Abszeß **20–21**, 43, 44, 221, 238
Abwehrkräfte 78, 168, 175, 205, 225
Acid sulf. D 6, Dil. 23
Acidum phos. D 6 51, 85
Aconitum
   D 4, Dil. 103
   D 12 45, 68, 102
A-E-Mulsin 63
A-E-Mulsin-forte 69, 99, 146, 177, 210, 231
Aescorin
   Liq. 147
   Trpf. 27, 88, 141
Aesculus D 6 63
Aflatoxin 186
After 165
Akne **21–22**
akute chronische Leiden 197
Albumoheel-Tabl. 111, 112
Aleukon 35
Algen
   Kur 165
   Tabletten 72
Allium
   cepa 219–224
   sativum 225–226
Alkohol 27, 170, 172, 175, 177, 179
Alkoholismus 23
Allergene 14
Allergie 9, 13, 137
allopathische Medikamente 16
Aloewasser 51
Alpdrücken **23**

Alter(s) 24, 83
   Hautjucken **24–25**, 67
   Herz 71
   Schwäche **25**, 90, 230
Aluminium 232
Amaratropfen 35, 97
Ameisensäure 11
Ammon. bromat. D 3, Dil. 77
Amputationsstumpf 150
Ananas 97, 98
Angelikawurzel 175, 214
Angina pectoris 71, 160, 169, 225
Angst 20
   Neurose-Inj. 134
Anis 202, 210, 211, 214
   Pulver 29
Anregung von Herz und Kreislauf 219
Antibiotika 11, 14, 222
Antimonit D 6 106, 122
Apfel 26, 27, 58, 68, 70, 72, 74, 111, 116, 126, 153, 159, 162, 166, 185, 218, **232–234**
   Essig 22, 28, 31, 37, 42, 43, 46, 47, 48, 50, 53, 55, 58, 59, 62, 66, 67, 70, 76, 78, 85, 87, 88, 93, 97, 100, 101, 102, 103, 106, 107, 114, 119, 123, 124, 131, 135, 140, 150, 153, **158–159**, 162, 168, 170, 181, 182, 198, 215
   Brei 234
   Kompott 233
   Kur 42, 68, 72, 78, 82, 86, 121, 153, **159**, 185, 233, 234, 237
   Most 27, 133
   Saft 57, 166, 185
   Schalen 166, 205, 233
Apatit D 6 83
Apis
   D 3, Dil. 44, 47, 58, 104, 112

D 6 79, 82, 149
   Homaccord, Liq. 130
Apocynum D 2, Dil. 35
Apomorph. hydrochlor.
   D 4, Dil. 45, 129
Appetit 53
   Anregung 175, 205, 211, 222
   losigkeit **26**, 34, 98, 180, 190, 225, 227
Aralia racem. D 3, Dil. 77
Arbeitsgewohnheiten 102
Archangelika D 6 41, 55
Arnica
   Creme 38, 63, 141, 150
   D 6 41, 72, 73, 83, 92
   Heel, Liq. 99
Arsen 232, 234
Arsenicum album. D 6, Dil. 20, 105
Arsuraneel-Tabl. 22
Arterienverkalkung **26–27**, 73, 163, 175, 177, 190, **200**, 225, 238
Arteriosklerose *siehe* Arterienverkalkung
Arthritis **28–29**
Arzneimittel
   Gesetz 197
   Nebenwirkungen 186
   Schaden 186, 196
Arzt 84, 91, 96, 101, 144
Asarum D 3, Dil. 43, 129
Aschner, Dr. Georg 208
Asthenie-Inj. 128, 134
Asthma 9, 10, 12, 14, 15, 159, 161, 171
   Bronchiale **29–30**
Atemwege 219, 221
   Erkrankungen 37, 38, 188, 221, 222
   ätherische Öle 219
Atmung 73
   Organe 161
Atrophie 239
Aufblähung von Magen und Darm 163, 185
Aufguß 197, 198, 216, 228

Auflagen 54, 55, 68, 71, 73, 76, 87, 106, 132, 141, 143, 150, 169, 184, 198, 223, 228, 237
Augapfel 73
Augen-
   Arzt 54
   Bindehautentzündung 43
   Brauen **31**
   Erkrankung
   Lid 43, 54
   Reizung **30**
   Rötung **30**
   Schleimhaut 123
   Tränen **31**
   Triefen **31**
   Tropfen 13
   Wimpern **31**
Aurum
   D 6 84, 120
   met. D 8, Dil. 23
Ausdauer 134
Ausscheidung 11, 12, 56
Ausschlag 78
Ausschwemmung 64
Austern 43
Austrocknung der Haut 68
Auswurf 39, 193, 221
Avena sativa 116, 133
Azetylcholin 235, 236

Bad
   Fuß- 35, 124, 142, **167**
   Gesichts- 101
   heißes 76, 85, 111
   Schlummer- 122
   Schwitz- 57, **186–187**, 231
   Sitz- 167
   Sonnen- 24
   Voll- 170, 230
Bad Reichenhaller Jodsalz 176
Bakterien 219
Baldrianwurzel 65, 122, 202, 204, 205, 206, 207, 210, 215
Ballaststoffe 176

Bananen 43, 46, 56, 57, 86, 98, 101, 119, 121
Bandwürmer 151
Banner-Seife 132
Baptisia-Plantaplex-Trpf. 46
Bärentraubenblätter 65
Barijodeel-Tabl. 27, 50
Barium jodat, D 4, Dil. 35
Basedow-Krankheit 160, 224
Basilicum-Plantaplex, Liq. 98
Basilienkraut 210
Bauch 171, 177, 191, 204, 211, 219
   Entzündung 178
   Koliken 178, 204
   Speicheldrüse 15, 219, 221
Beckenentzündung 167, 178
Beeren 179
Begleittherapie 16
Beine 119, 188, 191, 219, 224
   offene 228
Beinwell 96, 149, 208, 210, 211, 214
   Wurzel 149
Belladonna
   D 3 44, 46, 104, 112
   D 6 36
   Homaccord, Liq. 99
Benediktenkraut 153, 210, 211
Benzin 143
Berberis D 12 107, 109, 126, 138
Beruhigung 222
Beschwerden 19–155
Bestrahlung 155
Betonica officinalis 139
Betonikakraut 139
Bett 175, 187
   Nässen 32, 174
   Ruhe 51, 53, 112, 210
Beulen 174, 184
Bewegung(s)
   Apparat 83
   Einschränkungen 170
   Fähigkeit 29
Bienen 10
   Allergie 10

Pollen 36
Stich **32, 34**, 222, 223
Wabe 30, 74, 137, 138
Wachs 56
Bier 63
   Hefe 101
Bilsenkrautvergiftung 144
Biodoron 87, 101
Biomagnesin 36
Bioregulan 158
Bircher-Benner, Dr. Max 68
Birkenelixier 48
Bisse von Insekten 78
Bitterklee 179, 210, 211, 213
Bittermandelkur 71, 122, 151, **160**
Bittermittel 135
Blähungen **34**, 180, **202**, 225
Bläschenbildung 137
Blase(n) 64, 223
   Bildung 238
   Entleerung 64
   Erkrankungen 171
   Flechte 69, **78**
   Leiden 167
   Schließmuskelschwäche 64
   Tang 200
Blasen-Nieren-Tee Uroflux
   vegetabile 24, 67, 189
Bleichsucht **35**, 238
Blumenkohl 43
Blut 14, 233
   Andrang im Kopf 167, 188
   Armut **35**, 238
   Bahn 232
   Bildung 221, 222
   Erbrechen **36–37**
   Erguß 174, 184
   Fett **37**
   Gefäße 177
   Gerinnung 233
   Neubildung 35
   Reinigung 24, 66, 69, 163, 175, 188, 225, 230, 234
   Stauung im Kopf 167

Stillung 150
Vergiftung 228
Zucker 154, 221
Blutdruck
  hoher 35, 131, 167, 178, 219
  tiefer 36, 131
  Regulation 175, 219
  Senkung 221, 225
  Veränderungen **35–36**, 225
Blutegelsalbe 88
Bluterkrankheit 37
Blutungen 36, **37**, 100, 150, 233
Bockshornklee 25, 59, 83, 104, 130, 141, 150, 153, 169, 208, 218, **227–231**
Bohnenschalen 56, 62, 153, **160–161**, 212
Borax
  D 3, Dil. 65
  D 6, Dil. 148
Borrago-Umschläge 88
Brand
  Blasen **37–38**, 143
  Wunden **37–38**, 174, 238
Brauchle, Dr. Alfred 165
Brauen 31
Brechreiz 113
Brei 110, 118
  Auflage 227, 228, 230
Brennen der Haut 111, 137
Brennessel 11, 59, 95, 127, 208, 212, 214, 237
  Blätter 149
  Tee 22, 59, 60
  Wurzel 59, 60, 87
Brombeerblätter 122, 153, 205, 215
Bronchial-
  Asthma 30, 96, 238
  Katarrh 96, 188
Bronchial- und Hustentee 39, **202–203**
Bronchien 38, 39, 95, 165, 181, 193, 221, 227
Bronchiolen 38, 221, 222

Bronchitis **38–39**, 43, 175, 187, 188, 193, 203, 222
Brot
  Roggen- 43
  Schimmel 186
  Schwarz- 233
Brunnenkresse 176
Brust 226
  Bein 116
  Drüsen 150, 176
  Drüsenabszeß 21
Brustfell 219
  Entzündung 214
Brust 161
  Geschwüre 184
  Krebs **40**, 184
  Schmerz 161
  Wickel 39, 46, 81, 99, **161**, 237
Bryaconeel-Tabl. 99
Bückling 82
Bürsten 29, 146
Butter 25, 109, 120, 137, 223, 230
  Brot 225
  Milch 84, 97, 103, 109, 111, 114

Calcium-Tabl. 66, 88, 128
Calendula
  officinalis 67, 88, 184
  Salbe 55, 142
Camphora
  D 1, Dil. 125
  Trpf. 36, 71, 88, 91, 128, 131, 141, 147
Cantharidenpflaster 96, 102
Carbo
  Tiliae 100
  Vegetabilis D 6 14
Cardiodoron 92
Carminativum-Hetterich 34, 98
Causticum
  D 4, Dil. 65
  D 6, Dil. 65, 105
Cerium oxal. D 8, Dil. 129
Cerit D 8, Inj. 129

Chamomilla
    comp.-Kinderzäpfchen 99
    D 6 85
    D 12 152
Chelidonium
    D 6 25, 48, 50, 53, 67, 85, 86, 88,
    94, 137, 142, 155
    D 12 54
    Salbe 22, 147
Chemotherapeutika 90, 125
China
    Homaccord, Liq. 25, 102, 127
    Minz-Öl 125
Chinavit-Drg. 57, 58
Chlor 232
Cholchicum D 6 64
Cholera 221
Cholesterin-
    Gehalt 233
    Senkung **162**
Cholin 236
chronische Leiden 170, 172, 181, 197
Cichorium D 6 101
Coca-Cola 172, 177
Codein 81
Coffea D 12 123
Colchicum
    D 4, Dil. 103
    Plantaplex-Tabl. 28
Collomack 76
Colocynthis-Homaccord., Liq. 79
Conium maculatum D 12 41, 42, 55, 76
Corallium rubrum 107
Cortex
    Frangulae 27, 158, 208, 213
    Fructus Juglandis 216
    Quercus 126, 127, 131, 149
    Salicis 131, 208
    Yohimbae 133
Crataegus D 2, Dil. 35
Creme, Haut- 111
Crotalus D 30 75, 79
Croton D 6, Dil. 24

Cruroheel-Tabl. 22, 54
Cupium-Salbe 46
Cuprum
    arsenicosum D 6 78
    D 6 82
    sulfuricum D 6 151

Dampf 95, 100, 107
    Inhalationen 125, 175
Darm 42, 63, 98, 129, 138, 158, 159, 174, 178, 221, 225, 232
    Entgiftungskur 232
    Entschlackung 190
    Entzündungen 98, 174, 177, 178
    Erkrankung 159, 163
    Fäulnisprozesse 98
    Geschwür **211**
    Infektion 165
    Koliken der Kinder **204**, 226
    Kräftigung 222
    Krebs 228
    Parasiten 221, 226
    Reinigung 163, 185
    Saft 219
    Schleimhaut 123, 165
    Störungen 97
    Trägheit 177, 180, 213
    Tuberkulose 228
    Verstopfung 228
Datteln 62
Depression 9, 222
Dermatomykosen 69
Desinfektion 221
Desodorantien 132
Diabetes (mellitus)
    siehe Zuckerkrankheit
Diabetiker 221
Diagnose 16
Diastasen 235
Diät 189
Digestoderon 138
Dill 103, 202
Dimethysulfit 90
Diphtherie **41**, 236
    Bakterien 236

Diurese 56
Diureticum-Medice 114
Doldenblüten 12
Dolichos
  D 3, Dil. 24
  Plantaplex-Tabl. 24, 56, 66, 67, 119
Dorsch 82
Droperteel-Tabl. 82
Drosera-Plant, Liq. 81
Drüsen 55, 150
  Bienen- 236
  Eiterungen 43
  Krebs **41**
  Schwellung 228
  Verhärtungen **42**
Durchblutung(s) 177, 221
  Förderung 221
  Kopf- 167
Durchfall **42**, 123, 159, 163, 180, 225, 232

Edelkastanien 111
Ehrenpreis 50
  Tee 25, 55, 67, 119
Ei-
  Dotter 82, 120, 128, 144, 223
  Gelb 50
Eibischwurzel 202
Eichenrinde 12, 126, 127, 131, 149
Eierteigwaren 43
Eingeweidewürmer 151, 160
Einlauf **165**, 228, 237
  Gerät 165
Einreibungen 75, 86, 93, 105, 115, 118, 120, 185
Eis 37
Eisen 232, 234, 235
  Kraut 21
  Mangel 35, **43**, 66
  Präparate 66
Eiter 102, 184
  Erreger 221
  Flechte 69, **78**

Eiterungen 20, 21, **43–44**, 54, 150, 228
Eiweiß 14, 15, 232
Ekzem(e) 10, 234
  Kinder- 68, 180
Elektrolythaushalt des Körpers 185
Emulsio amygdalarum dulcium 180
Engelwurz 214
Entfettung(s) 187
  Kur 233
  Pillen-Fides 140
Entgiftung(s)
  des Körpers 24, 163, 165, 187
  Kur **166**
Entkrampfung 222
Entschlackung 163, 190
Entspannung 222
Entwässerung 114, 219, 221
Entzündung(s) 39, 50, 54, 94, 98, 118, 137, 159, 167, 170, 178, 181, 188, 221, 223, 227, 233, 234
  Erreger 221
  Hemmung 195, 221, 228
Enzian 208
  Wurzel 190
epileptische Störungen 226
Equisetum
  D 6 14, 60, 63, 106
  D 12 86
  Salbe 69
Erbgrind 228
Erbrechen **45**, 129
Erbsen, grüne 43
Erdbeerblätter 205
Erkältung(s) 236
  Krankheiten 38, **57–58**, 168, 181, 187, 193, 221, 222, 226
Ernährung 15, 29, 43, 46, 126, 134, 140, 180, 232
Erreger 42, 46
Erregungszustände 71, 73
Ersticken 47
Erstverschlimmerung 17, 198
Erstversorgung 143

Erwärmung 198
Erweichung 228
Esberitox
  Liq. 57
  Tabl. 78
Essenzen 144, 177
Essig
  Dampf 107
  Essenz 172
  Wasser 31
Eß-
  Kastanien 94
  Gewohnheiten 94, 102
Eubos 60, 67
Euphrasia-Plantaplex-Tabl. 30
Ex Herba Crataegus 71
Exhirud-Salbe 88, 146

Faltenbildung der Haut 68
Färberröte 212
Farn
  Kraut 118
  Wurzelpackung 118
Fasern 176
Faßsauerkraut 177
Fasttage 153
Faulbaum 158, 208, 212
  Rinde 27
Fehlgeburt 128
Feigen 138, 158
Fenchel 12, 29, 103, 158, 202, 205, 206, 208
  Samen 135
Ferment 235
  Mangel 222
Ferrum
  arsenicorum D 6 25, 48, 102
  D 6, D 12, D 30 29, 53, 120
  phos. D 6 53
  pomatum D 2 35
Fett 140, 184
  Depot 140
  Gewebe 140
  Sucht 140, 187

fette Speisen 134, 140
fettlösliche Gifte 143
Fieber **46**, 161, 165, 178, 187, 188, 197, 198, 222, 237
  Senkung 188
Finger 44
  Nägel **47**, 106
Fisch 36
Fisteln 184, 228
Flechten 223
Flecken
  braune 69
  Wasser 143
Fleisch 172
  Vergiftung 144
  wildes 230
Flieder 79
Flohsamen 206
Flores
  Acaciarum 158
  Calendulae 88, 90, 184, 186, 208, 210, 211
  Chamomillae 50, 112, 149, 172, 204, 207, 208, 210, 211, 214, 215
  cum Folia farfarae 95
  Farfarae 29, 39
  Graminis 202
  Humuli lupuli 122, 215
  Hyperici 86
  Lamii 112
  Lamii albi 96, 129
  Lavendulae 207
  Oxyacanthae 200
  Primulae 206
  Sambuci 48, 186
  Tiliae 48, 122, 186
  Violae 206
  Vitis viniferae 93
Fluor
  albus **148–149**
  Gehalt 219
Fluoratum D 6 122
Folia
  Angelicae 214

Farfarae cum floribus 214
Fragariae 205
Juglandis 208
Malvae neglectae 81
Melissae 65, 133, 179, 206, 207
Menthae 215
Menthae piperitae 208, 210
Myrtillorum 116, 153
Plantaginis 202
Primulae 206
Ribis nigri 200
Rosmarini 205, 210, 211
Rubi fruticosi 122, 205
Rubi idaei 205
Rucici fruticosi 215
Salviae 202, 216
Trifolii fibrini 179, 210, 211, 213
Urticae 95, 127, 149, 208, 237
Uvae ursi 65
Vitis idaeae 212
Fondue 15
Formica D 30 11, 30, 75
Formisoton 147
Frauenmantel 105, 129
Fremdeiweiß 10
Fremdkörper in der Luftröhre 47
Frischgemüse 172
Frostbeulen 184, 221
Frubiase Calcium-forte Trinkamp. 34
Frubienzym-Lingual-Tabl. 62
Frucht
   Saft 46
   Säure 232
   Zucker 235
Fructus
   Anisi 202, 211, 214
   Anethi 202
   Carvi 202, 204, 208
   Juniperi 29, 179, 213, 237
   Phellandrii 29
   Anethi 103
   Anisi 103
   Foeniculi 103, 208

Myrtillorum 116, 152
Phaseoli sine semine 63, 153, 160, 212
Frühjahrsmüdigkeit **48**
Fucus vesiculosus 200
Fünffingerkraut, Goldenes 153
Furunkel 44, 221, 228
Furunkulose 43
Fuß-
   Bad 35, 124, 142, **167**, 228
   Pilz 69
   Füße 44, **48–49**, 119, 124, 130, 131, 224
   geschwollene 48
   kalte 167
   müde 167
   Wickel 48, 49

Galle(n) 198, **208**, 219, 225
Blasenentzündung 178, 208
Fluß 180
Grieß **50**
Koliken 85, 178
Stauungen 50
Stein 50, 51, 94
Wegentzündung **50**, 208
Gänsefingerkraut 210
Gartenkresse 65
Gärungssäure 134
Gase im Darm 178
Gartenthymian 29, 95, 112, 206
Gastricumeel-Tabl. 98
Gaumenmandeln 41, 236
Gebiß 219
Gedächtnis 182, 183
   Schwäche **50–51**
Gefäßkrankheiten 233
Gehirn 177, 227
Geist 239
Gelbsucht **51**, **53**, 226
Gelatine 60
Gelenk **53**, 118
   Ablagerung 11
   Erkrankungen 159

Leiden 118, 185
Rheuma 64, 118, 160
Schmerz 118, 119
Gelsemium-Plantaplex-Tabl. 45, 118, 129
Gelum-Supp. 63
Gemüse 24, 27, 176, 221, 234
 Frisch- 172
 Heilpflanze 222
Gemütsverstimmungen 53-54
Gencydor 13
 Nasensalbe 125
 Injektionen 141
Genitalien 134
Genußmittel 177
Gerbstoff 232
Gerste(n)
 Korn 54
 Mehl 81
Geruchsverlust 123
Gesamtumstimmung des Organismus 163, 190
Geschlechtsorgane 14
Geschwulst 51, 55, 228
Geschwür 20, 21, 91, 174, 184, 211, 228, 238
Gesetze des Lebens 240
Gesicht(s) 22, 32, 69, 86, 101, 185
 Bad 101, 175
 Haut 115
Gewebe 20, 55, 219
 Ablagerung 11
Gewicht(s)
 Abnahme 140, 141
 Zunahme 140
Gewohnheiten 102
Gewürz(e) 22
 Nelke 124, 152
 scharfes 172, 177
Gicht 24, 55-57, 64, 118, 119, 120, 160, 163, 170, 174, 185, 187, 189, 225, 234
 Knoten 150
Gifte 143-144

Glauben 239, 240
Glomeruli 12
Glukokinin 221
Glykogen 235
Glyzerin 125, 169, 191
Goldenes Fünffingerkraut 153
Grapefruit 82, 94
Grappa 13
grauer Star 224
Grippe 58, 181, 187, 223
 Epidemie 58, 224
 Gefahr 193
 Infekte 57-58
Grippheel-Tabl. 57
Grünkohl 82
Gundelrebe 29
Gurgel(n) 70, 81, 155, 168
 Mittel 62
 Wasser 104, 168, 227
Gurke(n) 154
 Saft 154
Gürtelrose 58
Gynäcoheel, Liq. 130

Haar 60
 Ausfall 59, 221, 223, 230, 237
 brüchiges 59
 Schwund 59-60, 228
 Wasser 169
 Wuchs bei Kleinkindern 60, 230
Hafer
 Brei 183
 Schleimsuppe 211
 Stroh 64
Hagebuttensamen 212
Hainbuche 128
Halbbad 64
Hals 62, 86, 185, 226, 227, 236
 Eiterung 43
 Entzündung 62, 181, 226
 Erkrankungen 188
 Katarrh 62
 Schmerzen 168
 Weh 62

Hämophilie 37
Hämorrhoiden **62**
Hand 44, **63**, 69, 130, 131, 237
  Bad 228
  Griff von Dr. Heimlich 47
  Pilz 69
  Schweiß 228
  Tuch 78
Harn
  Ausscheidung 11, 12, 56
  Infektion 65
  Gefäße 219
  Leiter 110, 212
  Säure 56, **63–64**, 161, 219
  Träufeln **64–65**
  Verhaltungen 223
harntreibende Wirkung 114
Hauhechel 208, 212
Haus-
  Malve 142
  Staub 13
  Tee 205
Haut 51, 66, 68, 76, 78, 85, 101, 111, 116, 137, 221, 237
  Ausschlag 29, 237
  Austrocknung 68
  Beruhigung 66
  Blutungen 237
  Brennen 111, 137, 231
  Bürsten 29
  Creme 111
  Entzündung 237
  Infektion 78, 221
  Jucken 53, **66–67**, 231, 237
  Krankheiten 159
  Krebs **67–68**
  Kribbeln 231
  Leiden **68–69**, 170
  Male 93
  Pigmente **69**
  Pilz **69**
  Reinigung 24, 66, 69, **169**, 188
  Rötung 137, 231
  Schrunden 237

Tuberkulose 226
Unreinheiten 176, 230, 237
Verbrennungen 143
Verhornung 68
wunde 38
Haut- und Blutreinigung(s) 163
  Tee 189
Heckenstrauch 129
Heidelbeer(e) 42, 62, 82, 116, 152
  Blätter 116, 153
  Saft 116, 152, 155
Heil-
  Pflanzen 196
  Praktiker 84, 91, 96, 101, 144
  Salbe 184
Heimlich, Dr. Henry 47
Heiserkeit **70**
Heisler, Dr. 233
Hepar sulfuris 43
  D 4, Tabl. 20, 44, 78
  D 12, Tabl. 21, 44
Herba
  Absinthi 152, 153, 179, 190, 202, 237
  Agrimoniae 212
  Alchemillae 105, 129
  Basilici 210
  Capsellae bursae 104
  Cardui benedicti 153, 210
  Centaurii 152, 179, 206, 210, 213, 237
  Cetrariae islandicae 133
  Chelidonii 29, 127, 208
  Droserae rotundifoliae 200, 206
  Equiseti 28, 32, 36, 55, 87, 96, 112, 119, 127, 208, 210, 212
  Galii aparinis 67, 112, 126, 155
  Hederae terrestris 29
  Hyperici 32, 122, 174, 207, 215
  Hyssopi 216
  Juniperi 127, 213
  Lamii cum radice 208
  Linariae cum floribus 133
  Majoranae 169, 204, 207

Matrisilvae 205
Millefolii 36, 91, 96, 100, 127, 179, 202, 216
Millefolii cum floribus 95, 172
Polygonii 149, 210, 211, 212
Potentillae 211
Potentillae aureae 153
Pulmonariae 95, 202, 206
Pulmonariae arboreae 206
Thymi 29, 65, 95, 112, 202, 205, 206, 211, 213, 214
Urticae 212, 215
Verbenae 21
Veronicae 25, 50, 55, 67, 119
Violae odoratae 215
Violae tricoloris 127, 200
Visci 36, 91, 200, 206, 207
Herpes-Viren 95
herzbedingte Ödeme 72
Herz 169, 171, 187, 205, 221, 225
  Alters- 71
  Anfälle **70–72**
  Auflage 71, **169**
  Behandlung 72
  Beschwerden 72, 170
  Beutel 219
  Blatt 191
  Erregung 71, 73, 177
  Husten 160
  Infarkt 70, **72–73**, 234
  Insuffizienz 185, 225
  Jagen **73**
  Krankheit 186 f., 233
  Kur 170
  Medizin 170
  Muskelschwäche 70, 71
  Nekrose 70, 169
  Neurose 71, 73
  Schaden 46
  Schmerzen 72, 185, 221
  Schwäche 71, 72
  Stärkung 71, 175
  Störungen **70–72**, 169
  Tätigkeit, erregte 169
  Wein **170**

Heublumen 171, 186, 202
  Absud 44, 188
  Auflage 30, 55, 120
  Bad **170**
  Sack 14, 30, 75, 84, 97, 112, 120, 126, **171**, 204
  Schnupfen **74–75**
  Sitzbad 112, 120
  Tee 169
Heu-
  Fieber **74–75**
  Schnupfen 9, 13, **74–75**
Hexenschuß 75, 174
Himbeerblätter 62, 205
Hinfälligkeit 20, 227
Hinterkopf 171
Hirngefäße 85
Hirtentäschelkraut 104
Hitze 137, 165, 169
Hoden 76
  Geschwulst **75–76**, 238
  Verhärtung **75–76**, 238
  Schmerz **75–76**, 238
Holderbusch 79
Hollerbusch 79
Holunder-
  Beeren 79
  Blüten 48, 186
  Saft 23
  Wein 23
Holz 199
  Kohle 14
  Kohlenauflage 141
Homöopathie 198
Honig 12, 15, 20, 23, 25, 28, 30, 31, 32, 36, 37, 39, 41, 46, 47, 48, 50, 51, 53, 55, 56, 57, 62, 72, 74, 75, 76, 78, 81, 82, 85, 86, 90, 91, 92, 94, 96, 100, 101, 102, 104, 105, 106, 107, 109, 111, 123, 126, 127, 138, 141, 143, 154, 158, 166, 168, 169, 170, 181, 182, 183, 187, 188, 191, 193, 198, 203, 204, 206, 214, 215, 223, 224, 230, **235–238**

Auflage 238
Aufstrich 76
Fälschung 237
Kur 30, 35, 36, 56, 105, 126, 127, **172**, 235–238
Umschläge 236
Verband 235
Waben 30, 74, 107
Hopfen 122
   Blüten 215
Hormeel. Liq. 130
Hornhaut **76**
Huflattich 12, 29, 95 214
   Tee 39
Hühner-
   Augen **76**, 238
   Leber 43
Husten **38–39**, 64, 96, 193, 203, 222, 226
   Anfall 191
   Blocker 81
   Mittel 12 f.
   Reiz 39, **76–77**, 191, 221
   Tee **202–203**
Hyoscyamus D 6 73, 77, 105
hyperallergische Reaktionen 12
Hypericum
   D 3, Dil. 109
   D 6 137

Immunsystem 14
Impetigo 69, **78**
Impotenz **133–134**
Infektion(s)
   Abwehr 177
   Gefahr, erhöhte 168
   der Harnwege 65
   Krankheiten 165, 168, 181, 187, 205
   bei Säuglingen 180
Inhalation (mit den Dämpfen von)
   Apfelessig 107
   Kamille 125
   Malve 125
   Pflanzenölen 125
   Rosmarin 126
   Salbei 125
   Schachtelhalm 125
   Taubnessel 125
   Thymian 126
   Zinnkraut 125
   Zwiebel 125
Inhalator 175
Inhibin (Keimtöter) 235
Injektion(s) 233
   Kur 134
   Präparat 134
Insektenstiche **78–79**
intravenöse Injektion 233
Invertasen 235
Ipecacuanha D 3, Dil. 45, 128
Iris versicolor D 3, Dil. 45
Iscador-Injektionen 40, 68, 81, 91, 96, 99, 139
Ischias 171
   Schmerzen **79**, 167
Isländisches Moos 133

Jaborandi-Trpf. 106, 131, 132
Jod
   Mangelkropf 176
   Turipol, Liq. 109
Jodum D 6, Dil. 23
Joghurt 46
Johannisbeerblätter, schwarze 200
Johannis-
   Kraut 32, 86, 122, 135, 174, 207, 215
   Öl 38, 58, 75, 102, 137, 143, 151, **174**
Juckreiz 24, 66, 78, 79, 137
Juniperus-Plantaplex-Tabl. 111, 112

Kabeljau 81
Kaffee 172, 177
Kalb(s)
   Fleisch 43
   Niere 82

Kali-
  Lauge 144
  Säure 219
Kalium 232, 235
  carbonicum D 3, Dil. 65, 109
  carbonicum D 6 114, 148
  jodatum D 6 141
  Jod-Lösung 31, 168
  phos. D 6 110, 128
  phosphoricum Oligoplex®-Tabl.
    50, 85, 126
Kalk 12, 38
  Brei-Auflage 37
  Injektionen 66
  Mangel 66
  Nahrungsmittel- 235
  Tabletten 66
Kallusbildung 83
Kalmus 50, 116
  Wurzel 94, 96, 97, 112, 116, 133,
    179, 190
Kaltwasserauszug 198, 199, 207
Kalzium 86, 114
  Präparate 86
Kamille(n) 50, 104, 112, 125, 172,
  175, 204, 207, 208, 210, 211, 214,
  215
  Blüten 64, 149, 186
  Dämpfe 125
  Tee 46, 54, 122, 165
Kandiszucker 181
Kapuzinerkresse 65
Karbunkel 21
Karotten 56, 57; *siehe auch* Möhren
  Brei 68
  Kur 57
  Saft 36, 57, 59, 68
  Sirup 58, 62, **181**
Karzinom **81**
  Behandlung 236
Käse 15
  Pappel 81, 142
  Schimmel 186
Kastanien 94, 111

Katzenhaare 9, 10, 13
Kaviar 43
Kehlkopf 62
  Entzündung 62, 181
  Katarrh **62**, 175
  Krebs **81**
keimtötende Wirkung 39, 41, 205,
  221, 236
Kelpophos-Tabl. 72, 83
Keuchhusten **81–82**, 96, 161, **206**,
  226
Kieferhöhlen 43
Kiefernharz 56
Kiesel
  Erde 47
  Nahrung 60, 106
  Säure 219, 232
Kinder 60, 95, 99, 116, 151, 165, 174,
  180, 188, 197, 226, 230
  Ekzeme 68, 180
  Klein- 34, 81
  Kleinst- 197
  losigkeit **82**
  Rachitis 227
Kirsch-
  Branntwein 184
  Wasser 185
Kitzelhusten 76
Kleie 176
Klettensamen 212
Klistier 165, 228, 238
Knabenkrautwurzel 133
Kneipp, Dr. Sebastian 44, 228
Kniegeschwulst 55
Knoblauch 26, 29, 35, 71, 72, 90, 98,
  134, 152, 153, 176, 218, **226**
  Abkochung 226
  Knolle 225
  Saft 26, 35, 58, 73, 84, 91, 115, 170,
    175, 225
  Tinktur 84, 225, 226
  Zehe 90, 175, 225
Knöchel, geschwollene 48
Knochen 83, 150, 227, 230, 235
  Bruch **83**

Eiterung 228
Entkalkung **83-84**
Erkrankung **83**, 230
Geschwulst **83**, 230
Hautentzündung 83, 150, 230
Markentzündung 83, 230
Schwund 83
Splitter 47
Substanz 230
Wachstum **84**
Knoten 55, 228
Kochsalz 124
Kohl, Blumen- 43
Kohlenhydrate 232
kohlensäurehaltige Getränke 172
Kolibakterien 219
Koliken **84-85**, 171, 174, 178, 198, 226
Konfitüre 14
Konstitution 197
Konzentrationsschwäche **85**, 182
Kopf 12, 167, 237
  Arbeit 234
  Blutfülle 188
  Dampf-Inhalation **175**
  Flechte **85-86**
  Hautmassage 59, 60, 169, 228, 230, 237
  heißer 165
  Infektion 165
  Jucken **86**
  Salat 43
  Schuppen **87**
Kopfschmerz **86-87**, 100, 163, 171 185, 190, **206**
  Migräne-Tee 189, 101, **207**
  nervöser 86
  Therapie 86
Koriander 34
Kornbranntwein 58, 184
Körper-
  Entschlackung 190
  Gewicht 197
  Temperatur 198

Kortison 14
Krampfadern **87-88**, 184
Kraftbrühe 92
Kräftigung des Körpers 159, 180, 205
Krampf 170, 198
  Lösung 175, 205, 221
  Zustände 187
Krankheiten und Beschwerden 19-155
Krätze **88**, 90
Kräuter-
  Beutel 21
  Essenz 104
  Kissen 139
  Schwitzbad 231
Krebs 68, **90-91**, 225
  Brust- **40**, 184
  Drüsen- **41**
  Haut- **67-68**
  Kachexie 25, 90, 230
  Kehlkopf- **81**
  Leber- 94, 186
  Lungen- **96**
  Magen- **99**
  Vorbeugung **176**, 225
  Zungen- **155**
krebsartige Geschwüre 91, 184
Kreide 70
Kreislauf 36, 171, 205, 219, 221, 225
  Erkrankung 236
  Injektionen 91
  Schwäche 71, **91-92**, 163, 185, 221
  Stärkung 175, 221, 225
  Störung 225
Kren *siehe* Meerrettich
Kresse 65
  Brunnen- 176
  Garten- 65
  Kapuziner- 65
Kreuzbein 223
Kropfvorbeugung **176**
Krotonöl 56
Küchenzwiebel **219-224**
Kuhmilch 68, 72, 83, 84, 86, 109, 114, 128

Kümmel 34, 121, 144, 202, 204, 208, 223
  Tee 34
Kupfer 235
  Salbe 14, 129
Kürbiskerne 151
Kuren 157–193
Kutroff, Dr. 233

Labkraut 67, 112, 155
  Spülungen 155
Lachen 64
Lachesis
  D 12 101
  D 21 70
  D 30 93, 127
Lagerung von Heilpflanzen 197
Lammfell 13
Lauch 82
Lähmung der unteren Gliedmaßen 93
Lamioflur, Liq. 148
Launenhaftigkeit 53, 54
Lavendel 207
  Blüten 66
Lebens-
  Gesetz 240
  Verlängerung **177**
Leber 24, 191, **208**, 219, 235
  Beschwerden 236
  Entgiftung 163, 189
  Entlastung 189
  Erkrankung 208, 225
  Flecken **93**
  -Galle 66, 221, 225
  Krebs 94, 186
  Niere-Entgiftung 189
  Schmerzen **94**
  Tran 82, 83
  Tee 189
  Zirrhose 94
Ledum D 2, Dil. 32
Leib-
  Auflage 34, 50, 97, **177–178**

Krämpfe 178
Schmerzen 174, 178
Lein-
  Kraut 133
  Öl 154, 158
  Samen 38, 118, 132, 158, 176
Leinen 88, 110, 118, 141, 150
  Beutel 223
  Lappen 132, 230
  Sack 171
Leistungsfähigkeit des Gehirns 177
Lendenwickel 84, **178**
Leukämie **94**, 208–209
Levisticum-Ohrentropfen 114
Liebe 14
Lignum muriae 133
Liliengewächse 219, 225
Lilium tigrin, D 4, Dil. 148
Limonade 42
Linde(n)
  Blüten 48, 122, 186
  Blütentee 112
  Holzkohle 100
  Kohlenpulver 100
Lipostabil-flüssig 27, 162
Lippe(n) 32, 95
  Bläschen **95**
Löschblatt 107
Löwenzahn 119, 153, 158, 208, 211, 212, 213
  Tee 22, 93
  Wurzel 179
Luffa D 12 74, 125
Luft
  Organismus 12
  Reinigung **178**
  Veränderung 82
  Wege, obere 175
Lugolsche Lösung 30, 168
Lunge(n) 11, 12, 14, 95, 219, 227
  Blutgefäße 38
  Gangrän 95
  Heilkraut 11
  Infektionen 165

Krankheiten **95–96**, 181
Kraut 12, 95, 202, 206
Krebs **96**
Leiden 95, 188
Moos 206
Schleimhaut 11, 12
Stauung 71, 160
Tuberkulose 95, 188
Vergiftung 144
Lupuserkrankungen 227
Lycopodium
   D 6 86, 87, 103, 142
   D 30 127
Lymphdrüsenentzündung 188, 221
Lymphomyosot, Liq. 67

Madenwürmer 151, 221
Magen 118, 134, 135, 143, 178, 221, 225
   Beschwerden **97–98**, 190, 234, 236
   Bitter **179–180**
   Brennen 97, 180
   Drüsen 123, 211
   Druck 180
   Entleerung 143
   Geschwüre **210**, 211
   Kanal 211
   Kolik 85
   Kräftigung 221
   Krämpfe 97
   Krebs **99**
   Saft 26, 180, **210–211**, 219
   Säure 97
   Schleimhaut 123
   Schwäche 180
   Spülung 144
Magen-Darm 221, 225
   Drüsen 198
   Katarrh 171, 232
   Krankheiten 12, 24, 37, 98, 189, 233
   Sekretion 221
   Störungen 97
   Tee 97, 127, 189

Übersäuerung 134
Verstimmung 162, 185
Magerkeit, chronische 25, 230
Magnesium 219, 232, 235
   carbonicum D 4, Tabl. 103
   Orotat-Tabl. 27, 70
   phos. D 6 104, 110, 124, 128, 147
   sulfuricum D 6 152
Magnesit D 3 46
Maisöl 30, 36, 59, 67, 69, 74, 82, 87, 101, 107, 223, 230
Majoran 41, 109, 169, 204, 207
Malaria 94
Malve 13, 125; *siehe auch* Käsepappel
Mandel(n) 20, 41, 68, 110, 123, 160, 182
   bittere 160
   Kerne 85
   Milch 68, **180**
   Püree 180
   süße 68, 110, 123, 160, 176, 180, 182
   vereiterte 43
Mandragora D 6 57, 111, 120
Mangan 235
Mangelerscheinungen 222
Manna 158
Mariendistelsamen 179
Maronen *siehe* Kastanien
Masern **99**, 161
Massage 14, 59, 169
Mastdarmvorfall 228
Mate-Gold, naturgrün 44, 56, 160
Medikamente 189
Meerrettich 12, 22, 30, 59, 93, 110, 181, 238
   Essig 22
   Saft 238
   schwarzer 238
Mehl 128
   Speisen 134
Melasse 20, 181, 182
   Kur 68, 87, 115, 126, **181**
   schwarze 102

Melisse 65, 133, 206, 207
  Blätter 179
Menodoron 82, 100, 130
Menstruation 37, 100, 181
Mercurialis-perennis-Salbe 22, 115
Mercurius
  bijodatus D 12 42, 96
  D 12 11
Metastasenbildung 90
Migräne 100-101, 171, 185
Milch 58, 82, 123, 144, 226
  Butter- 84, 97, 103, 109, 111, 114
  Mandel- 68, 180
  Kur 72
  Produkte 82
Milzleiden 101, 230, 238
Mineralstoff(e) 221, 232
  Mangel 222, 236
Mischsalat 111
Mistel 36, 91, 200, 206, 207
Mitesser 101
Mitosehemmung 236
Mittelohrentzündung 101-102, 175
Möhren 56, 57, 111, 151, 181
  Brei 68, 98, 106, 123, 183
  Kur 57
  Saft 36, 57, 59, 68, 106, 107, 114, 118, 123, 135, 153, 154, 181
  Sirup 58, 62, 95, 181
Mokka 144
Molke 180
Momordica-Trpf. 34
Most 172
Müdigkeit 102
Mund 103
Mull 59, 95, 110, 143, 184, 198, 228
  Binde 21, 38, 106
  Streifen 68
Mund 32
  Geruch 103
  Schleimhaut 20, 70, 104, 227
  Wasser 104, 227
Muskel-
  Krämpfe 104

Rheuma 64, 160
Schwund 104-105
Verletzung 174
Zerrung 184
Muttermal 105
Mycatox 85
Mykosen *siehe* Hautpilzerkrankungen
Myristica sebifera D 2, Tabl. 20, 44

Nacht
  Schweiß 106, 216
  Träufeln 64
Nacken 86, 171, 175, 185, 223
Nagelbett-
  Eiterung 21, 106, 237
  Entzündung 106, 152, 237
  Therapie 43
Nagelbrüchigkeit 106
Nahrungsheilmittel 17, 217-238
Namuriat D 30 86
Narben 143
Nase(n) 14, 74, 100, 107, 223
  Bluten 37, 107, 167, 223
  Höhlenentzündung 175
  Löcher 236
  Nebenhöhlen 175
  Schleimhaut 109, 123, 125
  Spülung 125
  Tropfen 14
Natrium 232, 235
  muriaticum D 30
Natronlauge 144
Natur 15
Nebenhöhlen 12, 43, 175
Nebenniere(n) 15
  Hormon 13 f.
negatives Denken 239
Nekrosen des Herzmuskels 70
Nelke(n) *siehe auch* Gewürznelke
  Wurz 153
Nephrocystin 110
Nerven 182
  Entzündung

Knoten 93
Mittel 223
Schwäche 86, **109**–**110**
Stärkung **182**
System 234
Nervoheel 110
nervöser Kopfschmerz 86
Nervosität 169, 177, 236
Neuralgie 230
Niere(n) 12, 14, 24, 87, 110, 111, 205, 219, 221
    Blasen-Störung 64
    Entzündung 233
    Funktion 24, 114, 221
    Infektion 165
    Insuffizienz 185
    Koliken 85, **110**–**111**, 178, 214
    Krankheiten 64, 160, 171, 223
    Leber-Entgiftung 189
    Schröpfen 14
    Schrumpf- 112
    Steine 84, **110**–**111**, 160, 171, 178, **212**
    Störungen **111**–**112**, 223
    Therapie 14
    Vereiterung 112
Niesen 64
Nikotin 27, 177
    Entwöhnung 116
    Säure 232
    Süchtigkeit **112**
Nikotinamid 235
Nuß 237
Nux
    moschata D 3, Dil. 109
    vomi. D 4, Dil. 23, 45
Nylonstrumpf 122

Obst 24, 36, 82, 172, 176, 232, 234
    Essig 188; *siehe auch* Apfelessig
    Keim 47
    Kompott 189
Obstipation **213**
Oculaheel-Tabl. 30, 54

Ödeme 72, 111, **114**, 181
Odermennig 212
offene Beine **114**
Ohren 185
    Fluß **114**
Öl 106
    ätherisches 219
Olivenöl 41, 47, 87, 114, 223, 230
Operationswunden 150
Orangen 82, 94
    Schalen 190
Oslo-Frühstück 126, **183**
Osteoheel-Tabl. 84
Osteoporose 83
Otorrhoe 114

Packungen 118, 169, 171, 178
    heiße 75
Pankreas 219
Papier 107
Parasiten 44
Pektin 232, 233
Periode *siehe* Menstruation
Pest 221
Petersilie 82, 116, 135, 170, 225
Pfeffer 134
    Minze 208, 210, 215
    roter 134
Pflanzen-
    Aroma 199
    Kost 29
    Öl 125
Pflaumen 138
Phosphat 235
Phosphor 232, 234
    D 6, Dil. 32, 105
    Homaccord, Liq. 70
    oleosum 48, 69, 85
Phytobronchin-Trpf. 39, 82
Pickel **115**, 226
Pigmentierung 93, 105
Pillen 196, 219
Pilstl-Salbe 29

Pilz(e) 85
Grindflechte 228
Vergiftung 144
Plantago major ⌀ 79
D 6 105
Plastikfolie 88, 110, 118, 141, 142, 150, 161, 171, 184
Plumb. acet. D 6, Dil. 105
Pollen 9, 10, 13
Allergie 15
Eiweißallergie 13
Pollinose-Ronneburg 75
positives Denken 239, 240
Potenz 133, 193
Holz 133
Rinde 133
Preiselbeer(e) 82
Blätter 212
Primula D 6 105
Prunus spinosa D 2 128
Psorinoheel, Liq. 21
Psorinum D 30 90
Pudding 46
Puls 226
Pulsatilla
D 3, Dil. 65
D 6, Dil. 148
D 12 54
Pusteln 115, 226
Pyrit D 3 39, 62

Quarkspeisen 46
Quarz D 12 154
Quercus D 2 12
Quetschung 184
Quitte 13

Rachen 41, 227, 236
Katarrh 62, 175
Schleimhaut 104
Rachitis 227
Radix
Althaeae 202
Bryoniae 214
Caryophillatae 153
Cichorii 207
Gentianae 190, 208
Liquiritiae 200, 202
Ononidis 208, 212
Rhei 158
Rubiae tinctorum 212
Symphyti 96, 149, 208, 210, 211, 214
Taraxaci 179, 212
Taraxaci cum herba 153, 158, 208, 211, 213
Valerianae 65, 122, 202, 204, 205, 206, 207, 210, 215
Violae odoratae 215
Zedoariae 124
Rasierschaum 152
Rauchen 113, 116, 154, 172, 234
Abneigung gegen 113, 116, 234
Rauchersucht 116
Rauwolfia serp. D 2, Dil. 35
Reinigung des Organismus 185
Reise(n) 158
Krankheit 45, **116**, **118**
Reiz-
Blase 64
Husten 76, 191
Mittel 177
Rettichsaft 50, 101, 238
Rezepturen und Kuren 157–193
Rhabarber 94, 158
Wurzel 179
Rheuma-Gicht-Tee 28, 56, 64, 160, 189
Rheumaheel-Tabl. 56, 119
rheumatische(r)
Formenkreis 160
Schmerzen 224
Rheumatismus 11, 57, 64, **118–120**, 159, 160, 163, 170, 171, 174, 178, 185, 187, 189, 225, 234
Rheum-Trpf. 42, 121
Rhizoma
Calami 50, 94, 96, 97, 112, 116,

133, 179, 190
Caricis 153
Rhei 179
Tormentillae 65
Rhodanwasserstoffsäure 219
Rhus-tox. Plantaplex-Tabl. 28, 56, 119
Rinde 199
Rinder-
 Leber 43
 Niere 82
Rindfleisch 43
Ringelblumen 67, 88, 90, 184, 208, 210, 211
 Blüten 184
 Quetschwunde 184
 Salbe 40, 88, 91, **184**
 Tee 88, 90
 Tinktur **184**
Rippe(n) 169
 Fellentzündung 161, **214**
Rizinusöl 30, 31, 39, 48, 60, 62, 69, 76, 93, 105, 135, 144, 151
Rogen 82
Roggen-
 Brot 43
 Öl 82
Rohkosttage 234
Rohrzucker 235
Rollkur 210, 211
Rosen-
 Öl 169, 230
 Wasser 38
Rosmarin 36, 50, 91, 126, 205, 210
 Blätter 130
 Öl 120
 Wein 130
Rotlicht 54
Rotwein 36, 181
Rötung der Haut 137, 231
Rücken 120, 171, 211, 226
 Mark 93
 Schmerzen **120**
Ruhr 233

ruhrartige Erkrankungen **120–121**, 223
Rumex D 2, Dil. 77

Säfteproduktion 211
Sahne 106
 Öl 165
Salat 43, 65, 82, 111
Salbe(n) 63, 137, 184
 Packung 88
Salbei 125, 202, 216
 Saft 132
 Tee 131
 Tinktur 131
Salpetersäure 144
Salz 22, 42, 140, 185
 Fußbad 57
 Kirsch-Wasser 53, 75, 86, 100, 119, 120, **185**
 Säure 144
 Wasserlösung 143
salzarme Kost 36, 114, 140
salzige Kost 36, 51, 140
Samen 13, 14, 25, 59, 130, 179
Sandriedgras 153
Sano-Senfkörner 98
Sauerkraut 26, 29, 35, 48, 57, 151, 154, 172, 177
 Apfel-Kur 91, 163, **185**
 Saft 153, 185
Sauerteig 20
Säuglinge 34, 98, 180
Säure-
 Überschuß im Magen 134
 Vergiftung 144
 Verhältnis im Organismus 225
Schachtelhalm (Zinnkraut) 28, 32, 36, 87, 96, 112, 127, 208, 210, 212
 Bäder 69
 Fußbad 48
 Tee 37, 55, 119, 146
 Umschläge 69
Schadstoffe 42
Schaffell 13

Schafgarbe 36, 91, 95, 127, 172, 179,
  202, 216
  Blüten 63
  Tee 96, 100
Schaltzellen 93
Scharlach 161
Schierlingsvergiftung 144
Schilddrüse 160
  Überfunktion 122, 160, 219, 221
Schimmelpilz **186**
Schinken 15
Schlaf 24, 139, 191, 198
  Gewohnheiten 102
  losigkeit 23, **122-123**, 139, 159,
    178, **215**, 236, 237
  Mittel 12f., 24, 188
  Störungen 58, 167, 191, **215**
  Tee 12f.
Schläfe 86
Schlaganfall 167
Schlehdorn 12, 158
Schleim 39, 221, 222
Schleimhaut 10, 11, 12, 123
  Augen- 123
  Darm- 123, 165
  Eiterungen 43
  Entzündungen 174, 225
  Erkrankung des Verdauungskanals 189
  Lösung 223
  Lungen- 11, 12
  Magen- 123
  Mund- 20, 70, **104**
  Nasen- **109**, 123, 125
  Rachen- **104**
  Störungen **123**
Schluckauf **124**
Schlummerbad 122
Schlüsselblumen 12, 206
  Blätter 215
  Blüten 215
Schmerzen 32, 34, 37, 39, 75, 79, 84,
  94, 110, 118, 120, 132, 137, 150,
  161, 168, 169, 170, 171, 174, 185,
  190, 193, 222, 223, 230
Schnaps, klarer 70, 105, 124, 130
Schnittwunde
Schnupfen 57, **124-126**
Schöllkraut 29, 127, 208
Schönheitspackung 230
Schröpfen 85
Schrotbrot 154
Schrumpfniere 112
Schuhe 69, 152
Schul(e)
  Kinder 81
  Kreide 70
  Schwierigkeiten **126**
Schuppen 87, 223
  Bildung 68
  Flechte **126-127**, 237
Schüttelfrost 165
Schwäche 20, **127-128**, 197, 227
Schwangerschaft(s)
  Erbrechen 129
  Ohnmacht 226
  Störungen **128-130**
Schwarz-
  Brot 233
  Tee 172
  Wurzel 82
schwarze Johannisbeerblätter 200
Schwedenbitter 106, 135, 146
Schwefel 11, 12, 232
  Säure 144
Schweine-
  Fleisch 27, 43, 56, 69, 85, 105, 120,
    171
  Fett 69, 105, 171
  Leber 43
  Schmalz 63, 66, 184
Schweiß 187, **216**
  Absonderung 216
  Bildung 178
  Drüsenabszeß 21
  Füße **130-131**, 228
  Hände **130-131**
  Treibung 178, 186, 187, 198

Schwellungen 114, 178
  Drüsen- 228
Schwindel **131**
Schwitzbad 57, **186–187**, 231
Schwitzen **132**, 216
Scillacor 71
Scleron 27
Secale-Plantaplex, Liq. 147
Seekrankheit **116, 118**
seelische Probleme 32
Sehapparat 239
Sehnervenschwund 239
Seife 78
Seitenstechen **132**, 185
Sekretion der Säfte 198, 221
Selbstansteckung 78
Selenum arsenicosum D 6 86
Sellerie 111
Semen
  Bardanae 212
  Cardui Mariae 179
  Cinobasti 212
  Foeni graeci 25, 59, 83, 104, 130, 141, 153, 169, 208, **227–231**
  Foeniculi 29, 158, 202, 204, 206
  lini 38
  Psylii 206
Senega D 3, Dil. 77
Senf 110
  Brei-Auflage 85, 110, 138, 214
  Mehl 230, 231
Senkfüße 167
Sepia D 8, Dil. 148
sexuelle Schwäche des Mannes **133–134**
Silicea D 12 146
Singultus 124
Sitzbad 167
Sklerose 11
Skrofulose 227
Sodbrennen **134**, 180, 236, 237
Sojabohnen, grüne 82
Sommersprossen **135**
Sonne(n) 174, 184
  Allergie **137**

Bad 24
Brand **137**
Tau 200, 206
Spannkraft des Körpers 177
Spargel 71, 72
  Samen 45
Spascupreel-Tabl. 82
Speichel 135
Spezies Sklero-Diabeticum 189
Spinat 82
Spitzwegerich 29, 41, 55, 95, 116, 142, 150, 202
  Saft 86
Spreizfüße 167
Spritzgifte 234
Spülflüssigkeit bei Einläufen 165
Spülungen 155
Spülmittel 62
Spulwürmer 155, 221
Spurenelemente 221, 232
Staphisagria
  D 6, Dil. 25
  D 12 54
Staphylokokken 78
Star, grauer 224
Steinbutt 82
Stenocardie-Trpf. 71
Stibium 107
  D 6 37
Stiche von Insekten 78
Sticta pulmonaria
  D 2 77, 109
  Trpf. 39
Stiefmütterchen 127, 200
Stirn 86, 226
  Höhlenkatarrh **137–138**
Stoffbeutel 118
Stoffwechsel 68, 232, 234
  Behinderung 234
  Erkrankung 66
  Gifte 24
  Störung 24, 68, 126, 140, 181
Stramonnium
  D 6 23
  D 12 54

Streptokokken 78
Strovidal-
spezial 72
-mr 73
Stronticol-Tabl. 83
Strümpfe 69, 139
Stuhlgang 53, 232, 233
Regulation 222
Verstopfung 34, **138**, 213
Stütz- und Bewegungsapparat 83
Sucht, Nikotin- 112
Sulfur D 6, Dil. 11, 23, 25, 42, 121, 144
Suppe 46, 128, 211
Süß-
Holz 200, 202
Stoff 28
Süßigkeiten 15, 134
Symphytum
D 2, Dil. 83, 84
D 6 84
officinale 149
synthetische Kleidung 69

Tabacum D 6 85, 111, 113, 116, 131
Tachykardie 73
Taubnessel 96, 112, 125
Weiße 129, 208
Tauchbad, heißes 44
Tausendgüldenkraut 152, 153, 179, 206, 210–213, 237
Tee 12, 13, 17, 27, 36, 39, 59, 65, 81, 86, 91, 93, 96, 97, 98, 100, 116, 126, 127, 129, 133, 138, 139, 153, 155, 158, 169, 186, 189, 227, 228, 230, 237
Aufguß 59, 60, 197, 198
Auflage 198
Einlauf 198
Kopf-Schmerz-Migräne- 86
Rezepte 195–216
schwarzer 42, 172
Terpentin 39
Thymian 11, 29, 65, 66, 95, 112, 126, 202, 205, 211, 213, 214

Thuja
D 6, Dil. 148
Plantaplex, Liq. 147
Tierhaare 13
Todesfurcht 20
Tomaten 137
Tormentill 65
Trauben
Blüten 137
Wein- 82
Zucker 42, 189, 235
Träume **139**
Traurigkeit 53, 54
Trichloräthylen 143
Trinkgewohnheiten 94, 102, 140
Trocken-
Bürsten 24
Spiritus 143
Tromacaps®-Kapseln 65
Tuberae salep 133
Tuberkulose 95, 188, 227
Tumor 228

Übelkeit 116, 163, 185
Über-
Arbeitung 236
Funktion der Schild-
drüse 137
Gewicht **140–141**, 159
Säuerung des Magens 134
Ulcus cruris **141–142**
Umschläge 184
universelle Heilkräfte 240
Unter-
Bewußtsein 239, 240
Hautzellgewebe 221
Schenkelgeschwüre **141–142**, 228
Unterrichtsmüdigkeit 183
Unwohlsein 163, 185
Uriginex 56
Urin 53, 64
Urogenitalsystem 14
Urol-Kapseln 110
Urtica D 4, Dil. 25

Vanille 134
Veilchen 206
  Kraut 215
  Wurzel 215
Vene(n) 233
  Entzündung 184, 188
venöse Beschwerden 225
Ventrimarin, Liq. 26, 135
Venus-
  Metall 14
  Organ 14
Veratrum
  alb. D 4, Dil. 129
  Homaccorol 121
Verbrennung 38, **143**
Verbrühung **143**, 238
Verdauung(s) 87, 97, 98, 178, 179, 211, 219
  Beschwerden 236
  Kanal 163
  Krankheiten 98
  Störungen 97, 98, 180
Vergiftung **143**–**144**
Verhärtung **55**, 228
Verhornung, Haut- 68
Verjüngung, Haut- **146**, 230
Verkalkung 26, 27
  der Hirngefäße 85
Verkrampfungen 150, 171
Verletzungen 37, 233
Veronika 12
Verrenkung 185
Verschleimung **38**–**39**, 191, 193, 203, 227
Verstopfung 34, **138**, 213, 225, 234
Vertigoheel-Tabl. 131
Viren, Herpes- 95
Virus-Hepatitis 208
Viscum alb. D 2, Dil. 35
Vitamine 232
  A 177, 232
  B 221, 222
  B_1 232, 235
  B_2 232, 235

C 221, 232, 235
E 82, 177, 232
Mangel 222
Vogelknöterich 149, 210, 211, 212
Voll-
  Bad 170, 230
  Korn 176
  Kornbrot 24
Völlegefühl 180
Vomitusheel-Supp. 129
Vorbeugung 159

Wacholder 127
  Beeren 12, 29, 86, 100, 134, 179, 213, 237
  Beerensirup **188**
  Öl 95, 118
  Schnaps 72, 170
  Sirup 95
  Strauch 213
Wachstum 84, 106
Wachstumsstörungen 106
  des Haars 59
Waden
  Krämpfe **147**, 188
  Wickel 46, 123, **188**, 237
Wald-
  Farnkraut 118
  Meisterkraut 205
Walnuß-
  Blätter 95, 131, 133, 208
  Schalen 216
Wärme-
  Entzug 178
  Flasche 161
  Organismus 12
  Stauung 178
Warmwasserauszug 198
Warzen 76, **147**
Waschlappen 78
Waschung, kalte 24
Wasser-
  Ansammlung 191, 219
  Ausscheidung 114, 159

Bad 199, 207
Fenchel 29
Haushalt 140
Organismus 13
Sucht 64, **148**, 160, 193, 223, 233
Watte-
  Bausch 87, 95
  Stäbchen 85
Wegerich 12, 78, 79
  Tinktur 79
Wegwarte(n) 207
  Tee 132
Weide(n) 208
  Rinde 76, 131
Wein 36, 53, 130, 144, 170, 181, 193
  Essig 178
  Geist 68, 190
  Rebenblüten 93
  Rot- 36, 181
  Trauben 82
  Weiß- 53
Weingeist 58
  Essig 46, 144
Weiß-
  Dorn 200
  Fluß **148–149**
  Schwielenkrankheit 155
  Wein 130, 170, 193
Weiße Taubnessel 208
Weizen-
  Keime 82
  Keimöl 83
  Kleie 101
  Körner 189
  Mehl 20
  Öl 82
  Schleim 27, 127, 163, **189–190**
Weltgeist 239, 240
Wermut 152, 153, 202, 237
  Kraut 179, 190
  Tinktur 26, **190**
Wespenstich 222, 223
Wickel 48, 49, 161, 188
  Brust- 39, 46, 81, 99, **161**, 237

Lenden- 84, **178**
Waden- 46, 123, **188**, 237
wildes Fleisch 230
Wimpern 31
Windstäuber 12
Wirbelsäule(n) 93, 138
  Veränderungen 171
Wobenzym-Drg. 27, 119, 146
Woll-
  Strumpf 124
  Tuch 111, 171, 177, 178, 188
Wund(e) 21, **149–150**, 174, 184, 238
  Brand- 238
  eiternde 21, 184, 238
  Heilung 150, 235
  Mittel 151
  Reinigung 228
Wunderheilung 239
Wundliegen 46, 184
Wurmbefall **151**, 160, 172, 225
Wurzel 199
  Teile 179

Ysop 216

Zahn 90, 235
  Arzt 152
  Fleischentzündung **152**
  Granulome 90
  Schmelz 222
  Schmerz **152**
  toter 90
  Zäpfchen 63
Zärtlichkeit 13, 14
Zaun-
  Rübe 214
  Strauch 129
Zehennägel 106, **152**
Zehrgrind 69, **78**
Zell(e) 236
  Gewebsentzündung 150
  Stoff 107
  Wucherung 90
Zerrung 184

Ziegelstein 178
Zincum
   metallicum D 4, Tabl. 104
   valerianicum D 3, Tabl. 154
Zink
   Sulfat 95
   Wasserbehandlung 95
Zinnkraut 28, 32, 36, 87, 96, 112, 125, 127, 208, 210, 212
   Bäder 69, 112
   Fußbad 48
   Sitzbad 112
   Tee 37, 55, 119, 146
   Umschläge 69
Zirkulationsstörung 170
Zirrhose 94
Zitrone(n) 62, 66, 94, 102, 111, 144, 166, 187, 191
   Saft 13, 114, 223
   Sirup 39, **191**
   Wasser 187
Zitwerwurzel 124
Zorn 53, 54
Zucker 15, 27, 28, 56, 69, 74, 82, 84, 85, 94, 105, 120, 127, 172, 174, 179, 198
   Ausscheidung 154
   Krankheit 24, 54, 64, 134, 140, **152–154**, 160
   Lösung 179
   Stoffe 235
   Wasser 124
Zuckungen der
   Augenlider **154**
   Mundwinkel **154**
Zunge(n)
   Krankheit **155**
   Krebs **155**
Zwiebel 12, 27, 29, 35, 57, 58, 64, 68, 71, 111, 121, 122, 124, 125, 135, 151, 154, 181, 193, 218
   Auflagen 68
   Kur 12, **191**, 219
   Saft 34, 106, 119, 223, 224, 237

Salat 223
Schnaps 224
Sirup 38, 39, 71, 81, 134, 182, **193**, 207, 221, 222
Verband 223
Weingeist 124, **193**, 223

LITERATURNACHWEIS

Diez, Fritz: «Die Selbsthilfe», Tischardt, Selbstverlag Fritz Diez, o. J., 96 S.

Fey-Bonsiepen: «Liebe zum gesunden Leben», o. O. und o. J.

Fischer, G.: «Heilkräuter und Arzneipflanzen», Karl F. Haug Verlag, 1947, 308 S.

Herzka, G.: «So heilt Gott», Stein am Rhein, Christiana-Verlag, 1980, 168 S.

Jarvis, D. C.: «5 × 20 Jahre leben», Bern, Hallwag Verlag, 1991, 200 S.

Maury, E. A.: «Gesund mit Wein», Bern, Benteli Verlag, 1977, 131 S.

Rogler, A(ugust): «Kräutersegen», Wien, Hippolyt-Verlag, 1955, 309 S.

Schneider, E(rnst): «Nutze die Heilkraft unserer Nahrung», Hamburg, o. J., 557 S.

Schneider, E(rnst): «Nutze die heilkräftigen Pflanzen», Hamburg, Saatkorn-Verlag, 529 S.

Scott, C.: «Für Deine Gesundheit Apfelessig», Wetzikon/Zürich, Verlag Otto Hasler, 1979, 36 S.

Scott, C.: «Das schwarze Wunder», Wetzikon/Zürich, Verlag Otto Hasler, 1979, 40 S.

Surya, G. W.: «Die verborgenen Heilkräfte der Pflanzen», Freiburg i. Brsg., Verlag Hermann Bauer, 1960, 259 S.

Suter, K.: «Die Hautleiden», Heinrich Schwab Verlag, 1966, 87 S.

Treben, Maria: «Gesundheit aus der Apotheke Gottes», Ennsthaler, W., 1980, 100 S.

Willfort, Richard: «Gesundheit durch Heilkräuter», Linz, Rudolf Trauner Verlag, o. J., 608 S.